Ruediger Dahlke

PEACE FOOD

Länger jung und gesund

KETO-KUR

DIE PEACE-FOOD-KETO-KUR 4

FREI VON TIERISCHEN PRODUKTEN und Gluten ♥

DIE REZEPTE 66

ZUM NACHSCHLAGEN

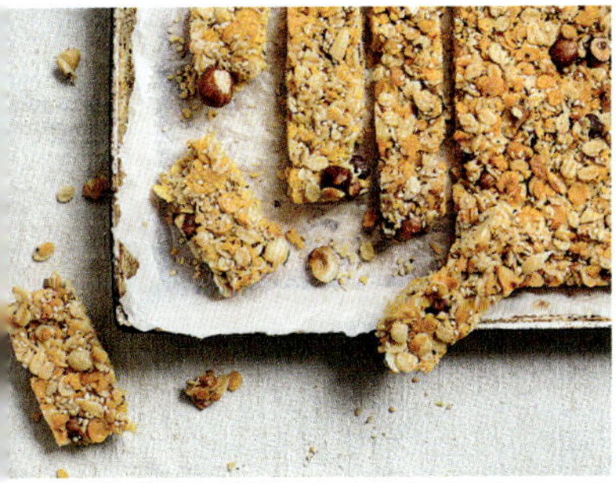
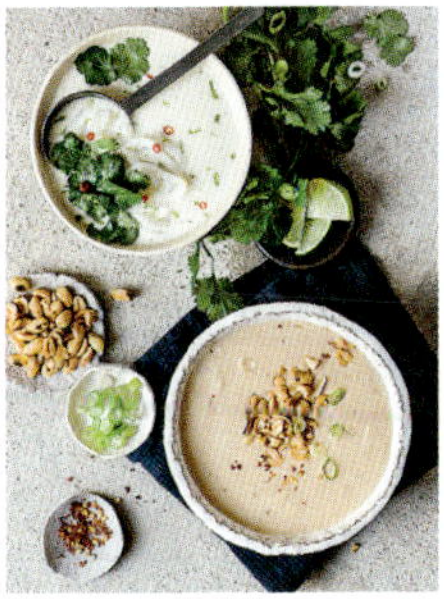
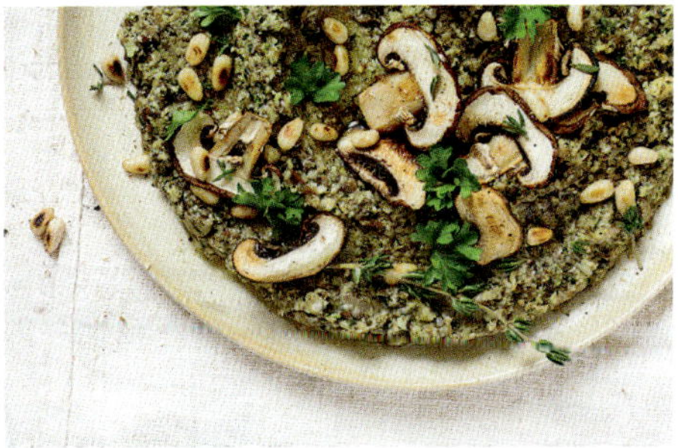
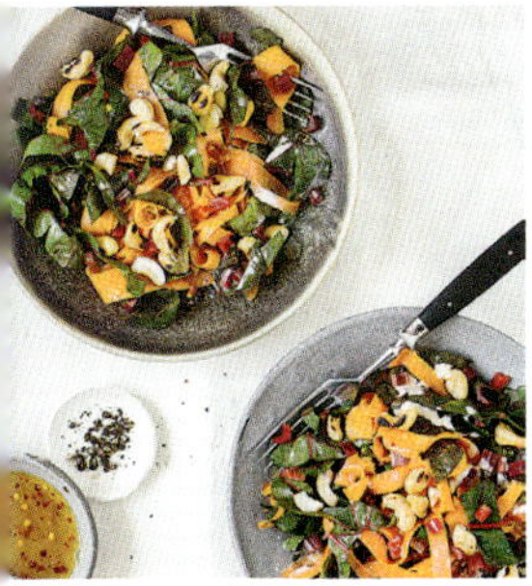
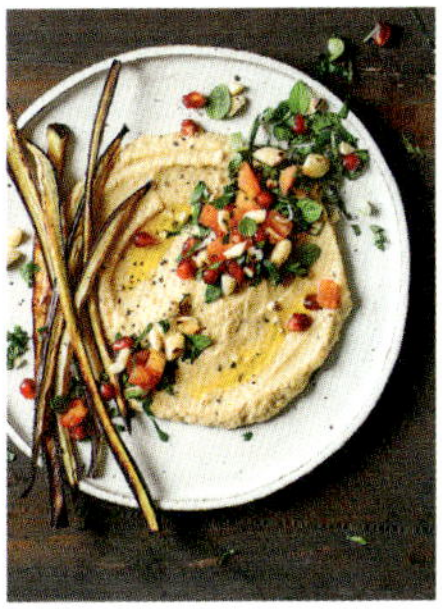
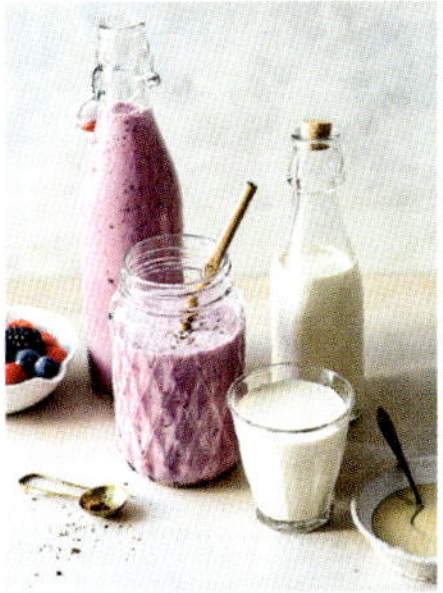
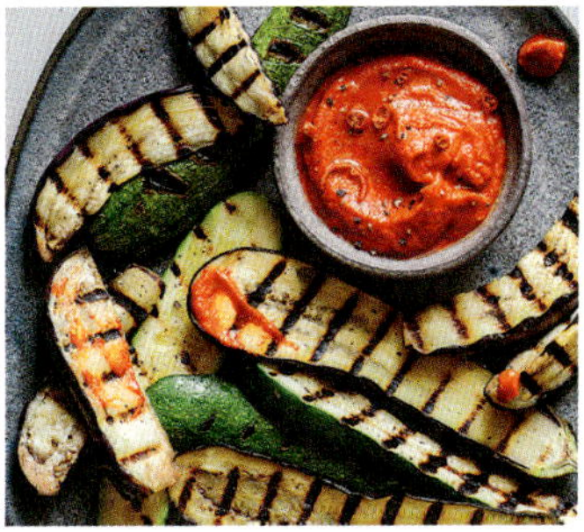
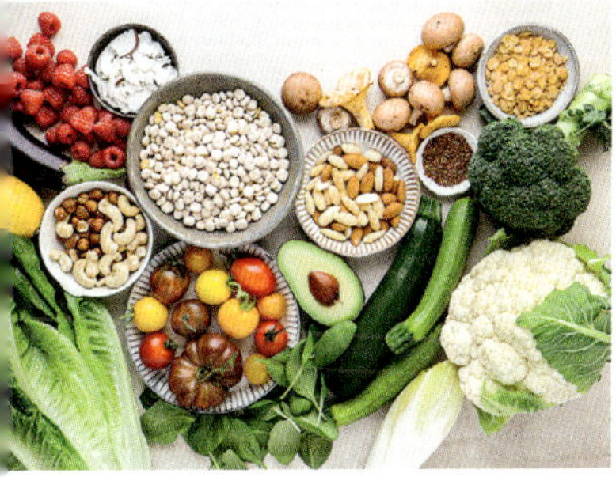
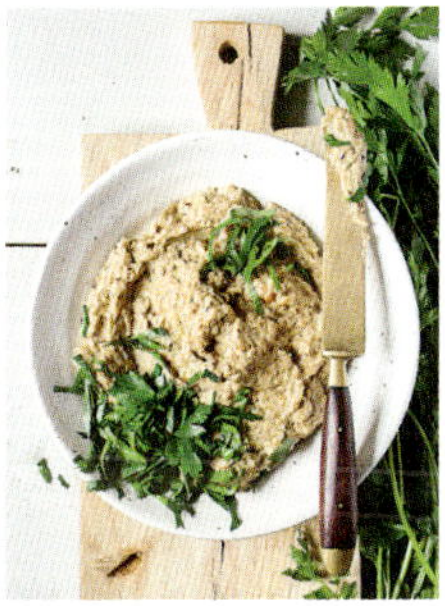
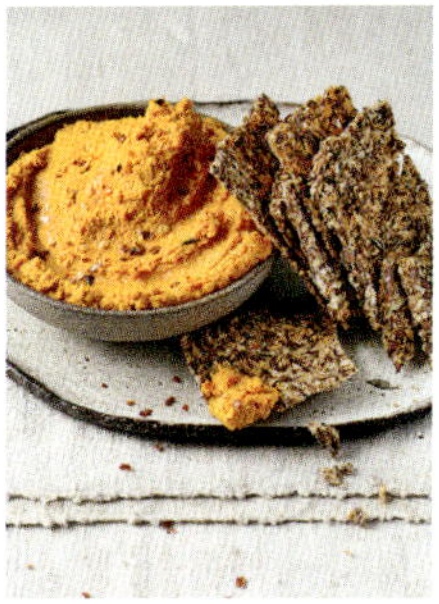
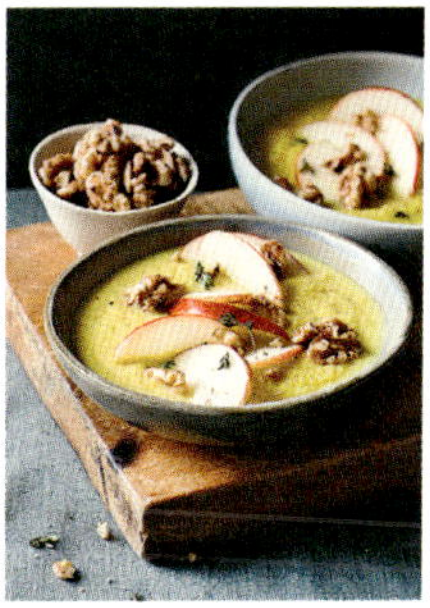
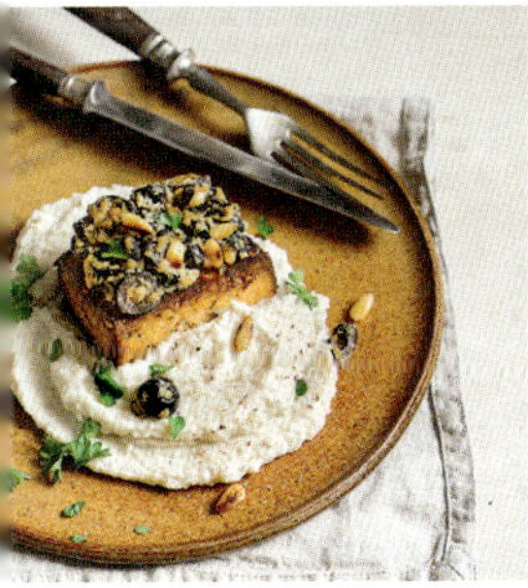
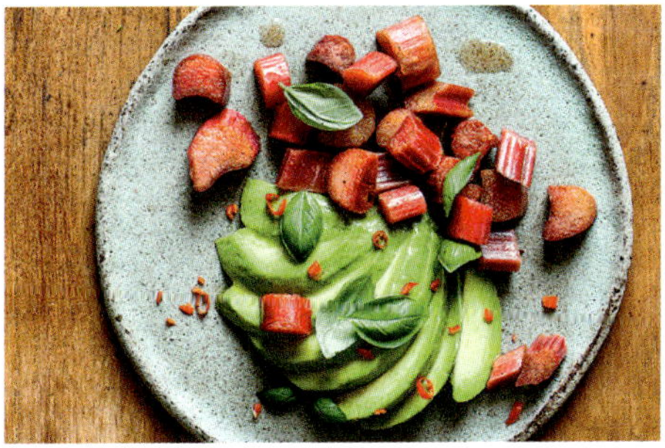
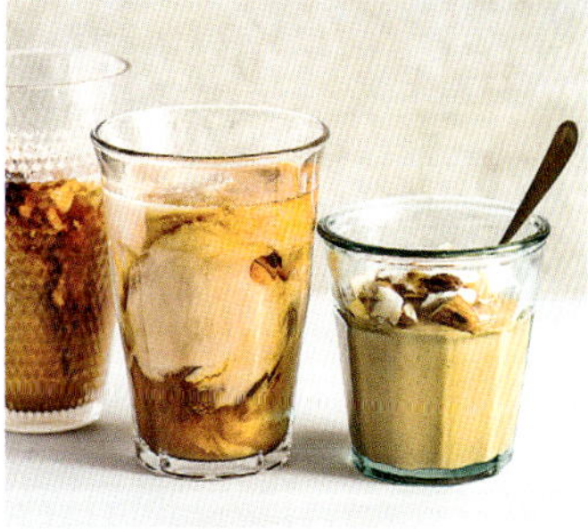
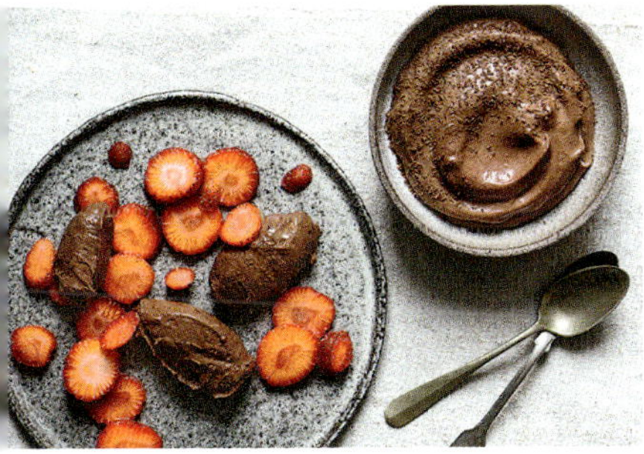
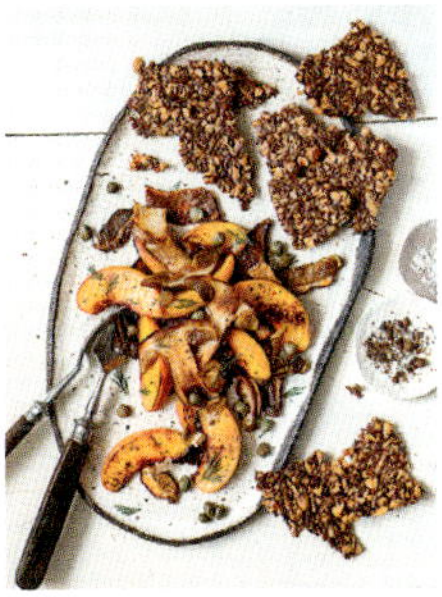
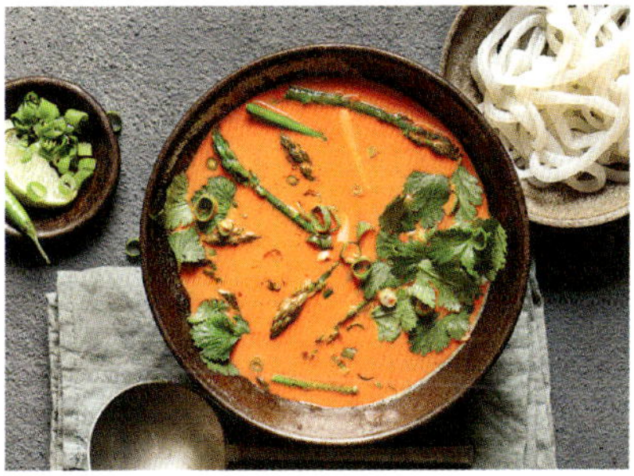

DIE PEACE-FOOD-KETO-KUR

Oder: Die vegane Art, sich ketogen zu ernähren

DIE GRUNDLAGEN DER HOCHZEIT VON VEGAN MIT KETOGEN

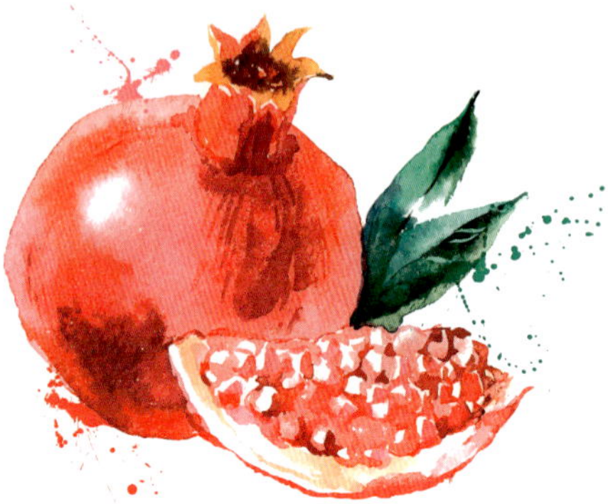

Bisher galt eine ketogene Ernährung, also eine nahezu kohlenhydratfreie, fett- und eiweißreiche Low-Carb-Kost, geradezu als Gegenpol zu veganer Ernährung. Das muss aber nicht sein: Die Vorteile beider Richtungen ergänzen sich wunderbar und sehr schmackhaft, wie unsere Rezepte zeigen. Die positiven Effekte pflanzlich-vollwertiger Kost sind inzwischen vielfach wissenschaftlich bestätigt und haben dazu geführt, dass sich der vegane Lebensstil immer weiter ausbreitet. Andererseits sind aber auch die Ergebnisse ketogener Diäten nicht von der Hand zu weisen. Deswegen ist das bisher herrschende Entweder-oder wirklich falsch, zumal es in der Praxis leicht in ein Sowohl-als-auch zu wandeln ist, wie sich zeigen wird.

Wenn Patienten mit Krebs von pflanzlich-vollwertiger Kost so profitieren und andererseits von ketogener Ernährung, dann dürfen sich beide nicht ausschließen. Umso erfreulicher ist es, wenn sie sich gegenseitig sogar fördern, was ich an Patientinnen und Patienten ja auch schon erleben durfte.

Da Menschen mit pflanzlich-vollwertiger Kost gut abnehmen, aber auch mit glutenfreier, dürfen sich beide ebenfalls nicht ausschließen, sondern müssen sich ergänzen. Das können sie wunderbar, wie wir in der Praxis vielfach bewiesen haben. Wer mit veganer und glutenfreier Kost abnimmt, wird nicht nur leichter, sondern auch klarer – das Abnehmen geht einher mit einer Bewusstseinsentwicklung.

Übergewichtige können aber auch mittels ketogener Kost abnehmen, und insofern lässt auch sie sich im Sinne einer Synergie einbeziehen, sodass die Vorteile von pflanzlich-vollwertig mit denen von glutenfrei und ketogen zusammenkommen und sich mehr als ergänzen. Tatsächlich ist eine solche Ernährungsform mehr als die Summe ihrer Teile.

Alle drei Aspekte gelten auch für Patienten mit neurodegenerativen Erkrankungen wie Alzheimer, Parkinson oder Multipler Sklerose (MS): Sie profitieren von jeder einzelnen dieser drei Ernährungsvarianten, aber noch unverhältnismäßig mehr von allen dreien zusammen.

Vegane Keto-Kur bei Diabetes und Entzündungen

Für Diabetiker ergibt sich hier natürlich ebenfalls die beste Kost, schon weil sie so wenig und nur langsam verdauliche Kohlenhydrate mit niedrigem glykämischem Index enthält. Und selbstverständlich ist eine solche Ernährung auch die ideale Vorbeugung für all die genannten Krankheitsbilder und viele andere, ja, generell trägt sie zu einem gesunden Leben ohne vorzeitige Alterserscheinungen bei.

Auch all die Entzündungs- und Allergie-Patienten, die so sehr von Fasten und pflanzlich-vollwertiger Kost profitieren – das zeigen die durch beide Methoden deutlich sinkenden CRP-Werte (das sind Entzündungsmarker im Blut) – ziehen zusätzliche Vorteile aus der ketogenen Kost, die ebenfalls die Entzündungsbereitschaft senkt. Nicht nur bei diesen Patienten ist es ideal, mit einer Fastenwoche zu beginnen – weil auch Fasten antientzündlich wirkt.

Dass wir altern, ist natürlich unausweichlich, aber die Zeichen des Alterns müssen nicht vorzeitig und so drastisch einsetzen wie es vielfach der Fall ist. Wir können schon mit pflanzlich-vollwertiger Kost die Wahrscheinlichkeit einer Alzheimer- oder Demenz-Erkrankung deutlich

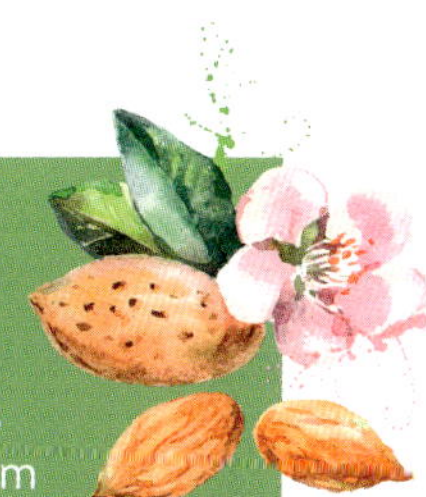

WAS IST KETO?

Normalerweise verstoffwechselt der Körper laufend Kohlenhydrate zu Glukose, um den Blutzuckerspiegel und besonders die Versorgung des Gehirns aufrechtzuerhalten. Stehen nun kaum Kohlenhydrate zur Verfügung, greift der Organismus stattdessen auf seine Fettspeicher zurück und baut sie in der Leber zu sogenannten Ketonen um, die dann den Energiebedarf decken – ähnlich wie beim Fasten. In diesem Zustand funktionieren Hirn und Herz sogar um 25 Prozent besser, wie der US-Neurologe David Perlmutter herausgefunden hat. Bei kohlenhydratarmer Keto-Kost ist der Organismus praktisch auf Fastenkurs – man kann so den Körper zwingen, Fett abzubauen.

reduzieren. Mit glutenfreier Kost verbessern wir unsere Aussichten weiter, in Würde und natürlich und langsam zu altern, weil wir unser ganzes Nervensystem damit entlasten. Ketogene Ernährungsperioden sind hier eine zusätzliche Hilfe, unser Gehirn in (Hoch-)Form zu halten, weil sie für seine gute Ernährung und Funktion sorgen, sogar – wissenschaftlich belegt – um 25 Prozent besser als Glukose. Aber auch die Glukose-Versorgung gelingt im Anschluss an eine Keto-Kur wieder besser, weil wir den Organismus mit dem Dreigestirn aus pflanzlich-vollwertiger, glutenfreier und ketogener Kost aus Insulinresistenz und metabolischem Syndrom befreien. Kommt noch regelmäßiges Fasten – am besten in Frühjahr und Herbst – hinzu, ist auf körperlicher Ebene optimal für ein gelingendes Altern in Gesundheit und Würde gesorgt.

KETOGEN IST NATÜRLICH

Zu all diesen Vorteilen ist ketogen obendrein auch noch völlig natürlich, weil im Lauf der Menschheitsgeschichte Phasen ohne Kohlenhydrate zwangsläufig immer wieder eintraten. Das Essen unserer Ahnen musste notgedrungen oft aus eigenen Körperreserven ergänzt werden, wenn es sonst nichts gab. Der Körper lernte, in solchen Notzeiten seine Fettreserven anzugreifen. Das Speicherfett wird vor allem über die Leber in Ketonkörper umgewandelt. Es ist immer noch unsere energiereichste Nahrungsreserve, hat es doch einen doppelt so hohen Brennwert wie Protein und Kohlenhydrate.

Fettpolster als Energiespeicher

Unser Organismus ist also bestens auf das vorbereitet, was wir heute als ketogene Ernährung bezeichnen. Er hat in den Jahrmillionen der Evolution gelernt, vom Fettstoffwechsel zu leben. Garantiert war es unseren frühen Vorfahren – wie vielen Wildtieren bis heute – ein überlebenswichtiges Anliegen, sich in guten Zeiten eine Fett- beziehungsweise Speckschicht anzu(fr)essen für schlechtere Zeiten oder für den Winter. Zum einen isolierte und schützte sie optimal, zum anderen war sie inwendiges notwendiges Vorratslager.

Das dürfte auch der Grund sein, warum die Evolution dafür sorgte, dass von den drei Körperbau-Typen hauptsächlich Pykniker, die rasch Fett ansetzen, übrig blieben. Ewig hungrige, schlanke Leptosome und schwere Athleten waren zu schwer ernährbar in harten Zeiten und hat-

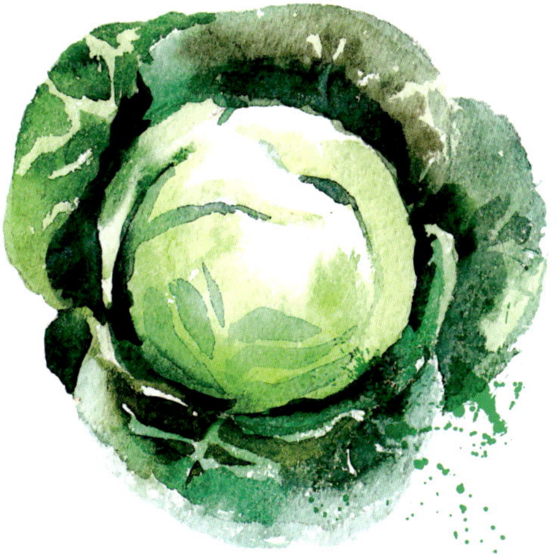

ten nur wenige Evolutionsvorteile gegenüber rundlichen Pyknikern. Die waren und sind bis heute wohl auch deshalb öfter guter Stimmung, weil sie rascher satt wurden und auch etwas davon hatten – in Gestalt reichlicher Fettpolster.

DAS DRAMA MODERNER UND MORBIDER ZUCKERFLUTEN

Heute aber hat sich vieles geändert und manches ins Gegenteil verkehrt. Es gibt für uns und in unseren Breiten für die allermeisten – in kalorischer Hinsicht – nur noch gute und keine schlechten Zeiten mehr. Die Versorgung mit Kohlenhydraten ist mehr als gesichert, Zucker gibt es in gewaltigem Überangebot. Er findet sich quasi überall und überschwemmt unseren Organismus in nie dagewesener Weise auf, in doppeltem Sinn, raffinierte Art.

Nur vollwertige Kohlenhydrate sind gute Kohlenhydrate

Früher stammten Kohlenhydrate ausschließlich aus der – wilden – Natur, so waren sie vollwertig und schwer aufschließbar. Heute haben wir Nahrungspflanzen durch Zucht und Raffinierung inhaltsreicher und ergiebiger gemacht. Das betrifft alle drei Haupt-Nährstoffe, aber vor allem Kohlenhydrate. Dass wir sie immer raffinierter verarbeiten, macht sie auch immer raffinierter – und damit nicht nur kalorisch ergiebiger, sondern auch viel schneller verdau- und verfügbar. Ihr glykämischer Index, den wir erst spät entdeckten, als das Kind längst in den Brunnen gefallen war, wurde immer höher und trieb die Insulinspiegel in den Himmel und die Bauchspeicheldrüsen in die Hölle. Die Maßeinheit des glykämischen Index benennt die Wirkung eines kohlenhydrathaltigen Lebensmittels auf den Blutzuckerspiegel: Je höher die Zahl, desto mehr Zucker ist umso rascher im Blut, und desto mehr Insulin schüttet die Bauchspeicheldrüse aus.

All die vermeintlichen Vorteile immer leichter verfügbarer Kohlenhydrate haben in ein großes Problem für alle geführt. Es äußert sich besonders in einigen Krankheitsbildern. Letztlich aber leiden wir alle unter der Zuckerflut. Insofern ist die ketogene Ernährung ein bewusster Schritt zurück auf eine frühere Ebene, mit der unser Körper umgehen kann, die unserem Stoffwechsel und damit uns allen damals guttat und das heute wieder tut. Sie sollte immer mal wieder für ein, zwei oder mehr Tage in den Alltag eingestreut werden oder auch für Wochen und ohne Probleme auch für einige Monate, schließlich ist sie seit Urzeiten erprobt und gut bewährt.

Extrem wichtig: sekundäre Pflanzenstoffe

Dies gilt besonders für die Peace-Food-Keto-Kur, da sie als pflanzlich-vollwertige Kost nicht zu den typischen Problemen führt, die bei tierproteinbasierten Keto-Kuren in Form von Mangel an Vitaminen und sekundären Pflanzenstoffen auftreten. Vitamine und die speziell für unsere Abwehr und die Verhinderung und Bekämpfung von Krebs so extrem wichtigen sekundären Pflanzenstoffe kommen nur in Pflanzen vor. Sie sind in einer ausgewogenen pflanzlich-vollwertigen Kost reichlich und meist in positivem Überfluss vorhanden – im Gegensatz zu Mischkost oder gar tierproteinreicher Keto-Kost. Der Zuckerflut aber werden wir noch als Ursache von Insulinresistenz, metabolischem Syndrom, Diabetes Typ 2 bis hin zu Alzheimer und Demenz und weiteren Scheußlichkeiten begegnen.

GUTE (ERNÄHRUNGS-)AUSSICHTEN

Pflanzlich-vollwertig im Sinne von Peace Food ist inzwischen vielen unverzichtbar geworden, zu gut sind die gesundheitlichen Ergebnisse und vor allem das Lebensgefühl. Aus der von Karen Duwes *Anständig Essen* und Jonathan Safran Foers *Tiere essen* vorbereiteten und mit Colin Campbells *China Study* und unserem *Peace Food* so richtig ins Rollen gekommenen veganen Welle ist mittlerweile nicht nur ein stabiles Feld geworden, sondern oft schon der neue Lebensstil. In Österreich lebten laut ORF 2016 bereits über 17 Prozent der jungen Frauen zwischen 19 und 39 vegan, in Berlin, der Hauptstadt dieser gesunden und heil-

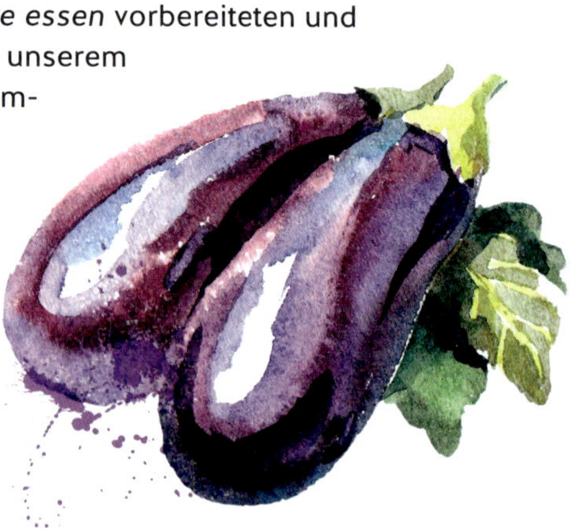

samen Entwicklung in Europa, gibt es über 40 vegane Restaurants, und vegan ist die neue Normalität. Der Erklärungszwang hat sich hier schon umgekehrt und ist zu den immer noch Fleisch Essenden gewandert. In Israel leben bereits über acht Prozent der Gesamtbevölkerung vegan mit weiter steigender Tendenz, wohl auch, weil sich diese Kost so ideal mit den Forderungen der jüdischen Religion verbinden lässt.

Mahatma Gandhis Erkenntnis die Einführung großer Neuerungen betreffend, erlaubt eine Standortbestimmung. Er sagte: „Zuerst wirst du ignoriert, dann lächerlich gemacht, schließlich bekämpft, und dann hast du gewonnen." Die Phase des Ignorierens wurde durch unsere rasch wachsende Zahl schnell beendet, die des Verhöhnens fiel angesichts immer zahlreicher auftauchender wissenschaftlicher Studien auf die Witzbolde selbst zurück, die des Bekämpfens ist in Politik und Journalismus noch immer üblich. Aber deren Sponsoren in der Nahrungsmittelindustrie haben teilweise schon zur Doppelstrategie gewechselt, verdienen lieber an beiden Kostformen und folgen so im großen Stil dem auch für sie lukrativen Trend, Veganes lieber zu produzieren als zu bekämpfen. Ersteres bringt Geld, letzteres kostet viel (Vertrauen) und bringt nichts (mehr).

Gesunde Lebensmittel selbst erzeugen

Allerdings kann die Nahrungsmittelindustrie die immer lauter werdenden Forderungen nach Frische (= Lebensenergie), regionalem Anbau der Umwelt zuliebe und saisonaler Nutzung wegen Frische und Gesundheit nicht erfüllen. Auch in den Städten nehmen die Menschen die Herstellung gesunder Lebensmittel zunehmend selbst in die Hand. In Berlin, der Haupt- und jetzt im positiven Sinne veganen Frontstadt, ist das schon spürbar. In Vorgärten wächst statt Astern und Tulpen vielfach bereits Essbares, ebenso auf Balkonen und Terrassen. Ins Wohnzimmer eingeladen, weiß man oft nicht, wo man zwischen Keimstationen und Dörrapparaten Platz nehmen soll.

WAS SIND DIE GRÜNDE FÜR DIESE BEEINDRUCKEND DYNAMISCHE ENTWICKLUNG?

Neben humanitären, tierfreundlichen und ökologischen Gründen ist, gerade auch bei sehr vielen jungen Leuten, das Gesundheitsbewusstsein im Hinblick auf Nahrung erheblich gestiegen. Hinzu kommen weitere Erkenntnisse wie etwa die Problematik von Gluten im Hinblick auf viele

Krankheitsbilder wie die neurodegenerativen und überhaupt alle, die mit Nerven zu tun haben. Hier zeigte, wie in *Geheimnis der Lebensenergie* dargestellt, eine Studie sehr eindrücklich, wie das Gesamtergebnis infrage gestellt wird, wenn der Glutenfreiheit zuliebe wieder Tierprotein verzehrt wird.

Ähnliches gilt für die ketogene Ernährung. Diese Ernährungsform mit wenig Kohlenhydraten wird gern als Vorwand genommen für die Rückkehr zum Tierprotein, doch so wird sie wirklich kontraproduktiv und gefährlich. Wer aber auf pflanzliche Proteine und Fette setzt, für den wird sie zur Chance. So setzt die Keto-Kur die Reihe der Peace-Food-Kochbücher fort mit besonderem Schwerpunkt auf dem Thema Gesundheit, Ernährungs-Therapie und Vorbeugung.

Tierprotein ist schädlich

Nach nicht enden wollenden Fleisch- und Lebensmittelskandalen ist vielen klar geworden, wie sehr es sich bewährt, Giftiges, Gefährliches und Schädliches wegzulassen. Unseren Vorfahren verdanken wir das ohne wissenschaftliche Studien erworbene Erfahrungswissen, Schierling und Knollenblätterpilz zu meiden, wenn uns unser Leben lieb ist. Das ist altbewährtes, tradiertes Wissen und Teil der Volksweisheit. Manche Erkenntnisse der Erfahrungsheilkunde sind neuer, aber nicht weniger verlässlich und obendrein wissenschaftlich belegt. Aus einer Schweizer Untersuchung wissen wir, dass 93 Prozent des mit der Nahrung aufgenommenen Giftes aus Tierprotein stammen. Tierisches Eiweiß kommt deshalb für gesundheitsbewusste Menschen nicht mehr in Frage.

Wie schädlich organisch gebundenes Quecksilber für unseren Organismus ist, muss ebenfalls nicht mehr bewiesen werden, weswegen Meeresfische, insbesondere der so beliebte wie bedrohte Thunfisch, als zu giftig und somit schädlich zu meiden sind.

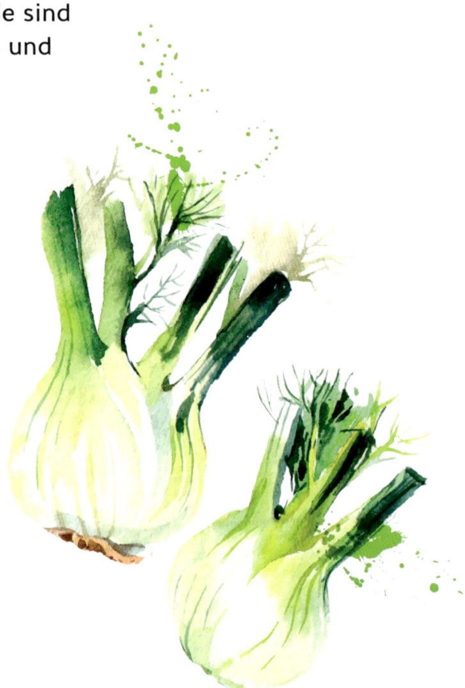

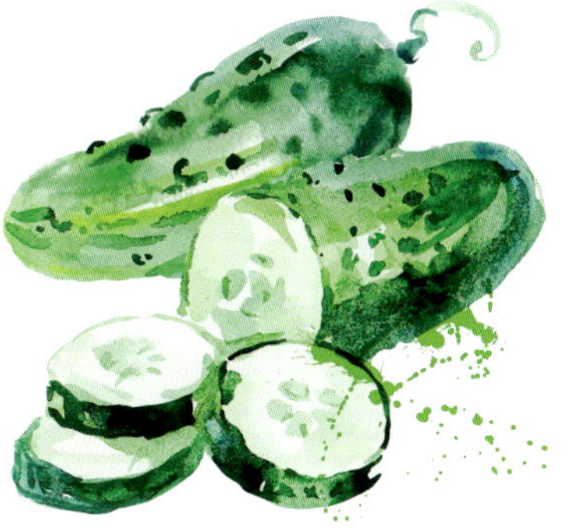

Wenn wir von Professor Colin Campbell hören, Milch und Milchprodukte seien das gefährlichste Kanzerogen auf diesem Planeten, sollten wir uns dieser Gefahr stellen, statt weiterzumachen wie bisher. Studien belegen, dass Kuhmilch sehr viel Wachstumsfaktor IGF-1 enthält, der schnelle Zellteilung bewirkt und Entsorgung alter, kranker Zellen behindert. So ideal das für die jugendlichen Zellen von Kälbern ist, so sicher wird es zum Krebsprogramm für ausgewachsene Organismen. Dass Länder ohne Milchkonsum wie Japan weder Osteoporose noch Diabetes Typ 1 kennen, könnte zusätzlich motivieren, diese Gefahrenquelle zu meiden.

NATÜRLICH GEGEN DIE ZUCKERFLUT

Wer also Giftiges, Schädliches und Gefährliches meiden will, landet schon bei Peace Food, das ausdrücklich nicht nur vegan, sondern unbedingt auch pflanzlich-vollwertig meint, denn Weißmehl und -zucker, Kornschnaps und -sirup sind zwar vegan, aber keineswegs gesund, weil nicht vollwertig. Wichtig zu betonen für alle Krebspatienten und eigentlich für uns alle: Peace Food ist automatisch auch zuckerfrei, weil dieser raffiniert ist. Honig enthält zwar kein Tierprotein, ist aber ebenfalls raffiniert und kommt für Krebspatienten keinesfalls infrage. Auch in echter Krebsvorbeugung hat er keinen Platz.

Aber durch Eryfly gibt es für Zucker und alle Süß-Fans Entwarnung. Dieses in Japan seit 27 Jahren bestens erprobte Süßungsmittel aus vergorener Glukose schaut aus wie Zucker, schmeckt auch so und ist natürlich auch raffiniert, aber das spielt in diesem Fall keine Rolle, da es gar nicht an unserem Stoffwechsel teilnimmt. Daher sind sein glykämischer Index und seine Kalorienanzahl gleichermaßen exakt null.

Tatsächlich können wir mit gezielter Ernährung ganz wesentlich Krankheiten vorbeugen und sie auch behandeln. Die Erfahrungen in den letzten zehn Jahren sind so erstaunlich wie berührend und machen Hoffnung bei vielen gravierenden Krankheitsbildern. Hier liegt eine Riesenchance, die uns gesünder, freier und unabhängiger machen kann und ein Altern ohne Angst und gesundheitliche Behinderungen, dafür in Würde und Freude ermöglicht. Und diese Kost schadet niemandem, außer Nahrungsmittel- und Pharma-Konzernen, aber auch nur, wenn diese sich dem gesunden Trend nicht anpassen. Denn selbst sie könnten die Sackgassen verlassen, in denen sie es sich aus finanziellen Gründen so bequem gemacht haben. Das wäre auch ein Segen für die Konzern-Mitarbeiter. Aber selbst die Investoren beziehungsweise Aktionäre, denen die Konzerne gehören, würden sich vielleicht besser fühlen, wenn sie in gesündere Projekte und Produkte investierten.

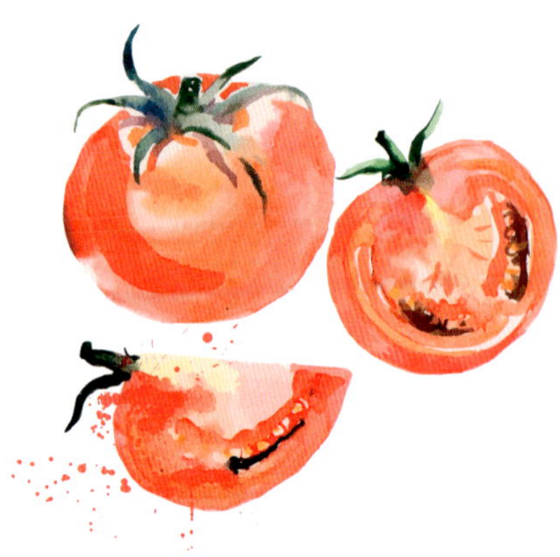

WISSENSCHAFTLICHE ARGUMENTE GEGEN DIE VERZUCKERUNG

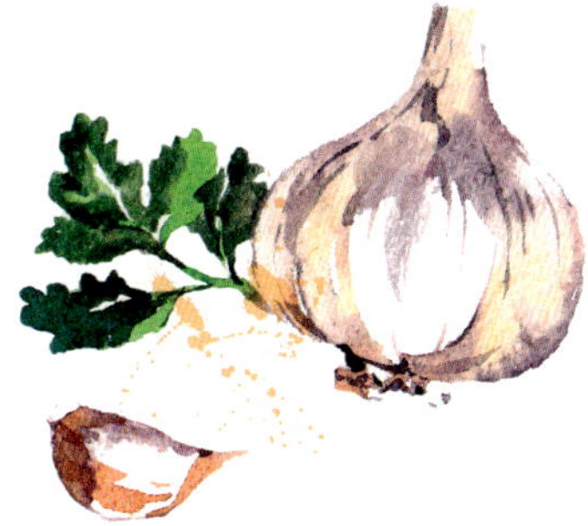

Auch wenn die Milch des Anfangs, die Muttermilch, wenig Protein und Fett enthält, aber sehr kohlenhydratreich ist – weil die Entwicklung des Gehirns Vorrang hat vor Wachstum und Gewichtszunahme –, haben wir es mittlerweile mit der Kohlenhydratzufuhr dramatisch übertrieben. Wir nehmen im Gegensatz zu unseren Vorfahren enorme, nie dagewesene Mengen an Kohlenhydraten und damit Zucker zu uns. Auf jeden Glukoseanstieg im Blut muss unsere Bauchspeicheldrüse mit einer Insulinausschüttung reagieren, um der Glukose, dem Zucker, die Pforten der Zellen zu öffnen. Aber so viel Zucker, wie da heutzutage ankommt, können und wollen die Zellen nicht (verwerten) und sperren sich gegen diese Zuckerflut. Das ist die Ursache der sogenannten Insulinresistenz.

Wie der Körper gegen zu viel Zucker kämpft

Um die Glukose aus dem Blut zu bekommen, fährt der Organismus Höchstmengen von Insulin auf, aber auch die können die Zellen nicht mehr für Glukose öffnen. Der Organismus produziert in seinem Wunsch, die Zuckerflut loszuwerden, geradezu verzweifelt immer mehr Insulin und erschöpft so die Bauchspeicheldrüse, beziehungsweise die dort für die Insulinproduktion zuständigen Langerhansschen Inselzellen. So kommt der bekannte Teufelskreis in Gang. Vom Zucker überforderte Zellen machen aber trotzdem weiter dicht und der Organismus bleibt auf dem Zucker in der Blutbahn sitzen. Schließlich scheidet er ihn im Urin aus, um ihn überhaupt loszuwerden, nachdem er vorher schon viel Schaden angerichtet hat. Von diesem letzten Ausscheidungsweg rührt der alte Name „Zucker-Harn Ruhr“ her, also Zuckerdurchfall über den Urin.

Leider ist das Problem mit diesem Zuckerdurchfall nicht gelöst, der überschüssige Zucker hat vorher sowohl in den Zellen und damit den Organen als auch in der Blutbahn schon zu erheblichen Störungen und Schäden geführt. Fast überall kommt es zur Glykierung, der Verzuckerung von Zellen und Organen, und es entwickelt sich das sogenannte metabolische Syndrom. Die Zuckerflut treibt die Insulinausschüttung hoch, die Bauchspeicheldrüse macht schlapp und es entsteht Diabetes Typ 2, früher Altersdiabetes genannt. Dieser Name hat nur noch historische Bedeutung, denn das Krankheitsbild betrifft inzwischen schon

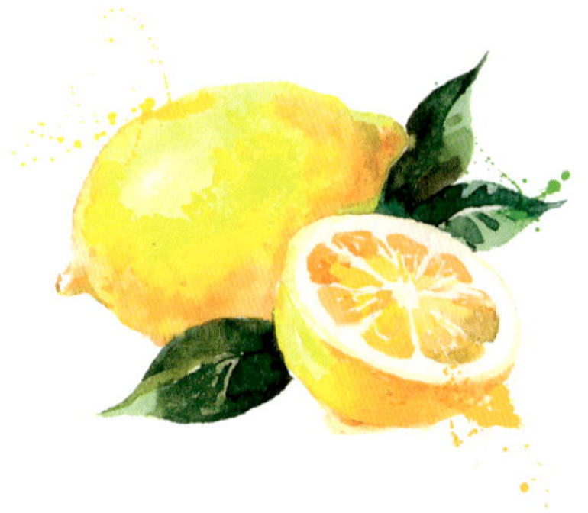

Jugendliche, und in den USA, die auch in dieser Hinsicht Vorreiterfunktion haben, bereits Kinder. Mit anderen Worten, die Langerhansschen Inseln des Pankreas sehen heute schon sehr früh sehr alt aus, sind von der Zuckerüberlastung erschöpft und fertig, verbraucht und schon Anfang des Lebens am Ende.

Aber das Elend der Bauchspeicheldrüse ist noch längst nicht das Ende der Misere. Auch die Zellen des Gehirns machen dicht bezüglich Zucker und verhungern augenscheinlich lieber, als sich der süßen Flut wieder und weiter zu öffnen. Das scheint die Situation bei Alzheimer zu sein, heute auch schon immer öfter Typ-3-Diabetes genannt. Das Tragische daran ist, dass so immer mehr Gehirne verhungern, beziehungsweise ihre Besitzer ihr Bewusstsein in Zuckerfluten untergehen lassen. „Honig im Kopf“, der brillante Film von Til Schweiger zum Thema, bringt es auf den Punkt: viel zu viel Süße im Hirn statt im Leben.

KETO – RETTUNG FÜR BAUCHSPEICHELDRÜSE UND GEHIRN

Ketogen ist die Antwort darauf und bessert nachweislich nicht nur die Situation im Hirn, sondern auch im übrigen Organismus. Allerdings ist entscheidend wichtig, nicht wieder auf Tierprotein und -fett zurückzugreifen, das auf seine Art andere gravierende Schäden verursacht. Es braucht als Basis pflanzlich-vollwertige Kost im Sinne von Peace Food, für viele und wahrscheinlich über 80 Prozent der Bevölkerung obendrein glutenfrei und für alle immer mal wieder ketogene Phasen von Tagen und Wochen.

Ketogen und glutenfrei sind tatsächlich leicht zu verbinden, da Gluten in Getreiden vorkommt, diese kohlenhydratlastig sind und insofern in einer ketogenen Kur keine Rolle spielen. Bei der Peace-Food-Keto-Kur kommen die wenigen Kohlenhydrate aus Gemüsen und Früchten, die mit ihrem niedrigen glykämischen Index das geringste Problem sind.

Die wie alles Gute oder Schlechte aus USA kommende Low-Carb-Diät entpuppt sich in ihrer konventionellen Erscheinungsform mit einer Masse von Tierprotein und -fett erstmal als Falle, kann aber auf pflanzlich-vollwertiger Basis und am besten auch noch glutenfrei zur großen Chance werden.

KETOGENE CHANCEN – DIE FORSCHUNG

„Der Tod sitzt im Darm" – das wusste schon vor langer Zeit der österreichische Arzt F. X. Mayr, der Begründer der gleichnamigen Kur. Jetzt bestätigen ihn Wissenschaftler immer mehr. Neben der bipolaren Störung und Parkinson scheint nun wissenschaftlich gesichert, dass auch Autismus (s)eine wesentliche Basis im Darm hat.

Die Sanierung des Darms gelingt am besten und sichersten über *Bewusst(es) Fasten* und eine anschließende Umstellung auf Peace Food und die in *Geheimnis der Lebensenergie* beschriebene Kost. Die Keto-Kur geht noch einen Schritt weiter und ist für Kranke und Gesunde eine weitere Chance, über Ernährung positiven Einfluss auf ihre Gesundheit zu nehmen.

Forscher des Trinity College in Dublin entdeckten, dass einige Zellen des Immunsystems, sobald sie keine Glukose mehr bekommen, das Immunsystem stimulieren. Diese sogenannten dendritischen Zellen sind jener Teil unseres Immunsystems, der Ausschau nach Anzeichen von Gefahr hält: Die Wachsamkeit des Immunsystems bezüglich Gefahren wird höher, sobald keine oder sehr wenig Glukose im Umlauf ist.

Sobald diese dendritischen Zellen keine Glukose mehr bekommen, aktivieren sie die T-Lymphozyten des Immunsystems. Das sind jene entscheidenden Zellen, die bei AIDS fehlen. Sie arbeiten an der Front gegen Infektionen und Tumore. Das bedeutet: Die Reduktion von Glukose und damit letztlich Kohlenhydraten kann helfen, Krebs und alle entzündlichen Prozesse zu minimieren. Das bezieht sich aber eben nicht nur auf Gelenk- und Mandelentzündung, sondern auch auf Herzprobleme wie Infarkt und letztlich alle arteriosklerotischen Symptome, da dabei auch immer entzündliche Prozesse im Spiel sind. Es gilt auch – zumindest – für einige Krebsarten, wo die virale Beteiligung etwa bei Gebärmutterhalskrebs inzwischen belegt ist.

David Finlay, der Chef der Forschergruppe des Trinity College sagt: „Es wird klar, dass Glukose ein wichtiger Signalstoff im Immunsystem ist und dass Zellen, die Zugang zu Glukose haben, sich ganz anders verhalten als diejenigen, denen er fehlt."

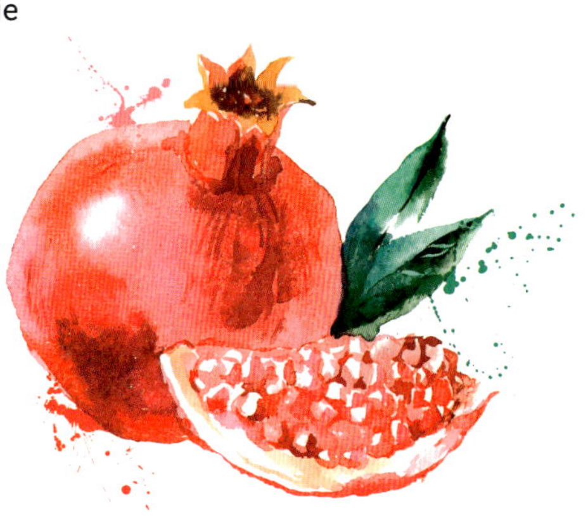

Einige der Kernsätze aus dieser Untersuchung: Die Reduktion von Kohlenhydraten aus Brot und Nudeln könnte unser Immunsystem besser instand setzen, Krankheiten zu bekämpfen.

In einigen Fällen kann einfacher Zucker das Immunsystem an der Arbeit hindern und so Krankheit fördern. Die Fülle der wissenschaftlich belegten Vorteile ketogener Kost sind in meinem Buch *Jetzt einfach fasten* beschrieben.

KETO-KOST – HILFREICH BEI NERVENLEIDEN

Die US-amerikanischen Forscher Marwan A. Maalouf, Jong M. Rho, Mark P. Mattson und andere belegen die nervenschützenden Fähigkeiten von Kalorienbegrenzung, ketogener Diät und der Ketonkörper selbst mit einer Fülle von insgesamt 336 Studien, deren Ergebnisse ich im Folgenden kurz zusammenfasse (siehe http://kurzzeit-fasten.dahlke.at/).

Krampflindernde Fähigkeiten des Fastens sind seit dem Altertum bekannt. Tatsächlich spricht vieles dafür, dass Fasten und allgemeine Kalorienbeschränkung die erste effektive medizinische Behandlung der Epilepsie darstellen. Ich würde dabei vermuten, dass beim Fasten noch das Wegfallen des Glutens eine entscheidende Rolle spielt, wie es auch für viele neurodegenerative Erkrankungen gilt. Neuere Studien lassen obendrein vermuten, dass die Erfolge durch Kalorienbeschränkung, ob täglich oder durch intermittierendes Fasten, sich nicht auf Epilepsie beschränken, sondern generell neuroprotektiv, also die Nerven schützend, wirken und bei vielen akuten und chronischen neurologischen Krankheitsbildern infrage kommen. Es gibt Hinweise, dass es die beim Fasten- und Fettstoffwechsel auftretenden Ketonkörper sind, die diese neuroprotektiven Wirkungen haben.

Besserung bei Parkinson und Alzheimer

Die Wirkung ketogener Kost beschränkt sich aber nicht auf die antiepileptischen Wirkungen. In einer kleinen Gruppe Parkinson-Patient(inn)en konnte mit dieser Kost während eines Monats eine deutliche Verbesserung erzielt werden. Obwohl ohne Kontrollgruppe und ohne dass der Einfluss der natürlich gleichzeitig stattfindenden Gewichtsreduktion untersucht wurde, zeigt diese Studie, wie die ketogene Kost auch bei älteren Patient(inn)en mit neurodegenerativen Erkrankungen Sinn macht. Höhere Zufuhr von ungesättigten Fettsäuren reduzierte das Risiko auf

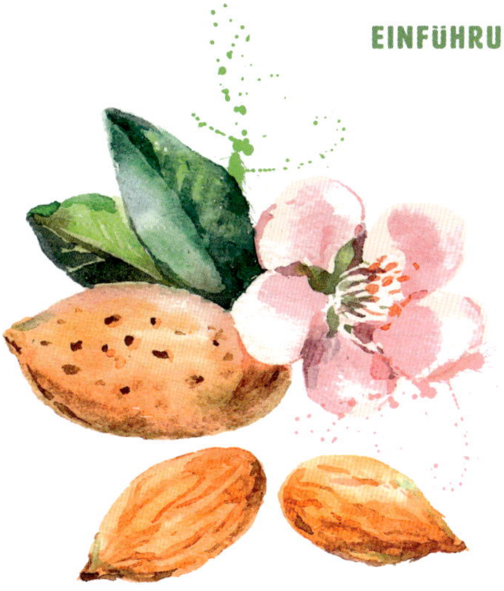

Parkinson. Ganz ähnlich verbesserte eine ketogene Kost mit mittelkettigen Triglyzeriden, wie sie am besten im Kokosöl vorkommen, die geistige Funktion bei Patient(inn)en mit Alzheimer. Auch bei autistischen Kindern legen Studiendaten die ketogene Diät nahe, insbesondere, wenn wir von deren noch ungleich gesünderer pflanzlich-vollwertiger Peace-Food-Variante ausgehen.

Obendrein kann ketogene Kost das Ausmaß der Schwellung bei Gehirnerschütterungen nach Schädel-Hirn-Traumata reduzieren, wie auch den Nervenverlust nach insulinverursachter Unterzuckerung. Bei Mäusen als Modell für Amyotrophe Lateralsklerose (ALS) konnte eine ketogene Kost das Fortschreiten der Erkrankung bremsen.

In verschiedenen Studien wurde ketogene Kost auch mit verbesserter antioxidativer Situation in Verbindung gebracht. Die Mitochondrien von Tieren, die mit einer ketogenen Diät gefüttert wurden, produzierten zum einen weniger freie Radikale, zum anderen erhöhte die Keto-Kost die Aktivität der Glutathion-Peroxidase im Hippocampus, der Gehirnregion, von der Alzheimer ausgeht, was ebenfalls von Vorteil ist.

Zusätzlich zu den antioxidativen und Stoffwechsel-Effekten scheint die ketogene Kost auch die Tendenz zum „Zellselbstmord“, der sogenannten Apoptose, zu reduzieren. Parallel zu diesen neuroprotektiven Fähigkeiten scheint die Keto-Kost Gehirnschäden durch nervliche Übererregung zu begrenzen. Darüber hinaus stehen sowohl Kalorienbegrenzung wie auch ketogene Kost und Fasten in starkem Verdacht, gegen Krebs zu helfen, wie einige Studien vermuten lassen.

VOM FASTEN ZUR KETOGENEN ERNÄHRUNG

KETOSE – URALTES NOTPROGRAMM DES KÖRPERS

Neben der Leber kann auch unser Gehirn in seinen Astrozyten genannten Nervenzellen Ketone produzieren und damit einerseits für die eigene Ernährung sorgen und andererseits freie Radikale reduzieren. Das mag schon die Bedeutung der Ketonkörper als Nahrung und insbesondere Hirnnahrung aufzeigen.

Die indirekten Hinweise bezüglich der Wichtigkeit dieser Kost sind dabei schon sehr alt, denn bereits vor fast 2500 Jahren sagte der große griechische Philosoph Platon, er faste, damit er körperlich und geistig leistungsfähiger bleibe. Er merkte also bereits, wie sein Gehirn beim Fasten, also mit Fett- beziehungsweise Ketonkörper-Versorgung, besser funktionierte.

Psychische Krankheiten mit ketogener Kost behandeln

Für diese Interpretation spricht auch die jahrzehntelange Erfahrung vieler Fastenärzte und besonders die jener russischen Kollegen, die damit auch schwere psychiatrische Krankheitsbilder behandelten. Was sich aber mit Fasten behandeln lässt, dem kann man so auch vorbeugen. Und nachdem die Keto-Kur eine Art von Fasten ist – Kohlenhydratfasten nämlich –, haben wir hier einen verlässlichen Beleg für die vorbeugende Wirkung ketogener Ernährung bezüglich psychiatrischer Krankheitsbilder.

Jedenfalls ist die ursprüngliche Annahme, Glukose stelle die beste Hirnversorgung dar, in unseren krisenhaften Überfluss-Zeiten nicht mehr haltbar. Ketogene Ernährung war über Hunderttausende von Jahren – wahrscheinlich sogar Jahrmillionen – das Programm für häufig herrschende Mangelzeiten.

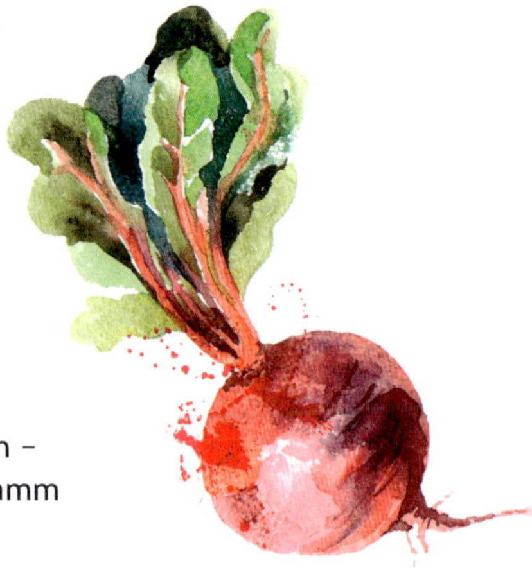

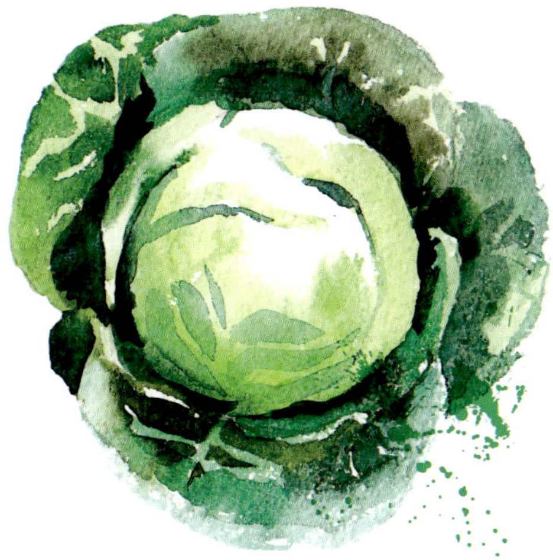

Zwar kann der Körper bei Kohlenhydratmangel auch aus seinem Eiweißspeicher Glukose herstellen, doch war das für unsere körperlich schwerst geforderten Vorfahren wohl immer nur ein extremes Notfallprogramm. Diese Fähigkeit zur sogenannten Glukoneogenese, der Gewinnung von Zucker aus körpereigenem Eiweiß, beziehungsweise Glukose aus Protein, wurde vor gar nicht allzu langer Zeit erst entdeckt. Eiweiß enthält der Körper jedoch hauptsächlich in seinen Muskelzellen – und weder die Körper der frühen Sammler noch die der späteren Jäger oder Bauern konnten es sich auf Dauer leisten, ihre so notwendigen Muskeln, wozu ja auch das Herz gehört, in Zucker umzuwandeln und damit als Brennstoff zu verheizen. Auch ihr Notfallprogramm, falls gar nichts Essbares mehr zu finden war, muss selbstverständlich direkte Fettverbrennung gewesen sein. Und das galt und gilt ganz sicher auch fürs Gehirn.

Schon Hildegard von Bingen empfahl Fasten

Uns Überfluss-Menschen der Moderne kann dieses uralte Notprogramm heute zur Rettung werden. Wie schon so lange beim Fasten beobachtet, kann die dabei sofort einsetzende Umstellung auf Fettstoffwechsel so vieles wieder ins Lot bringen. Die erst 2012 heiliggesprochene Hildegard von Bingen galt der katholischen Bevölkerung schon seit Jahrhunderten als nicht nur heilig, sondern auch weise in Gesundheits- und besonders Ernährungsangelegenheiten. Sie ging davon aus, dass (der) Fasten(-stoffwechsel) von den ihr bekannten 35 Lastern oder Süchten, wie sie die Krankheitsbilder nannte, die große Mehrheit, nämlich 29, heilen könne.

In zuckerüberladenen modernen Zeiten sollten wir diesen uralten Rettungsmechanismus für schlechte Zeiten auch verstärkt zwischen dem Frühjahrs- und Herbst-Fasten nutzen. So ließe sich nicht nur der Degeneration unseres Hirns vorbeugen und all- und überfälliges Übergewicht abbauen, sondern auch sonst noch vieles zum Besseren und Leichteren wandeln.

5% KOHLENHYDRATE + 35% PROTEIN + 60% FETT = KETO

Reduzieren wir Kohlenhydrate auf etwa fünf Prozent, nehmen Proteine zu 35 Prozent und steigern Fette auf 60 Prozent, sind wir im ketogenen Bereich und auf dem Weg zum Fasten. Da geht nach der ersten Nacht die Kohlenhydrataufnahme auf null zurück, die der Proteine ist im Minimalbereich von vielleicht fünf Prozent in der Anfangszeit und anschließend erfolgt die ganze Energieversorgung über eigenes Fett.

Tatsächlich ergänzen sich Fasten und die Keto-Kur wundervoll und bringen uns in eine echte Win-win-Situation nicht nur bezüglich der aufgeführten Krankheitsbilder, sondern generell. Kein Wunder, sind sie einander doch von der Stoffwechsellage her mehr als ähnlich und weitgehend sogar identisch.

Fasten und Keto-Kur verbrennen Fett

Fasten und Keto-Kur laufen stoffwechseltechnisch auf die gleiche Situation hinaus. Fastend wird weit überwiegend Fett verbrannt, lediglich zu Beginn kommt noch etwas Eiweiß von schlecht gelösten Baustellen des Organismus hinzu, aber keine Kohlenhydrate. Die entsprechenden Glykogen-Reserven reichen gerade für die erste Nacht. Insofern sind wir morgens immer in dieser Situation und würden ohne Frühstück oder *Break-fast* das nächtliche Fasten eben nicht brechen, sondern direkt in den Fettstoffwechsel übergehen.

Jedenfalls gilt das für bewusstes Fasten mit entsprechender, die Muskeln fordernder Bewegung, denn sonst wird bei Nulldiäten in Kliniken ohne Bewegungsprogramm oft vor allem Muskeleiweiß verbrannt. Hier gilt der Slogan „Use it or lose it“ (Benutze es, oder verliere es): Was wir nicht mehr nutzen, wird abgebaut.

Beim bewussten Fasten wird also nur wenig Protein aus Körperbaustellen und „Abfallzellen“ in alten Narben mobilisiert. Insofern ist Fasten die im wahrsten Sinne des Wortes altbewährte, natürlichste Keto-Kur. Nach dem ersten Tag, wenn das Glykogen verbraucht ist und weitere Kohlenhydrate nicht mehr und Protein nur spärlich in den Stoffwechsel kommt, bleibt nur das Fett.

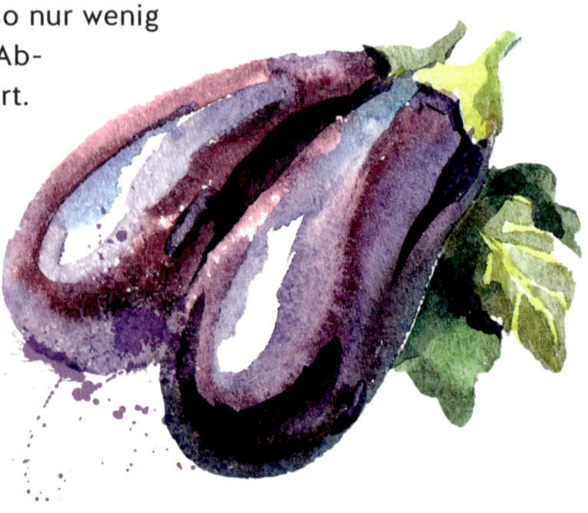

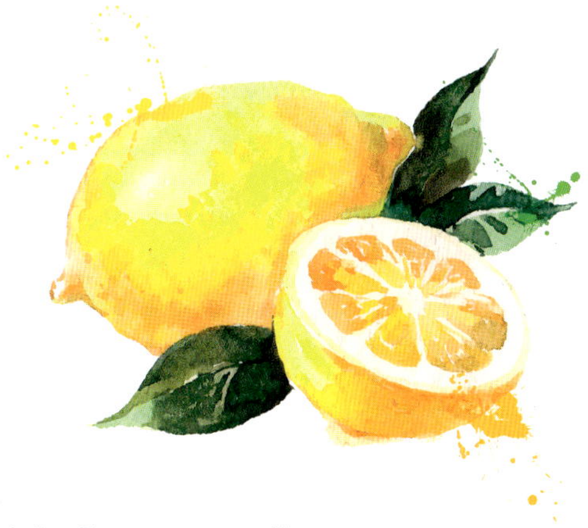

Bei unserer hier vorgestellten Keto-Kur ist das Verhältnis Fett zu Eiweiß ausgeglichener, da wir auch viel pflanzliches Eiweiß anbieten und nur sehr wenig langsam verdauliche Kohlenhydrate und die ausschließlich aus vollwertigem Gemüse, was bei seinem geringen glykämischen Index kein Problem darstellt.

Entscheidend beim ketogenen Stoffwechsel ist, möglichst wenig Kohlenhydrate zu verbrennen. Diesbezüglich ist Fasten sogar die konsequenteste Form. Allerdings kommt hier sehr wenig Protein in den Stoffwechsel, was etwa zum Muskelaufbau nicht günstig wäre. Trotzdem habe ich selbst vor Jahrzehnten in einer vierwöchigen Fastenkur messbaren Muskelaufbau durch entsprechendes Training erreicht.

Kohlenhydratarm mit vollwertigem Gemüse

Den Kohlenhydrat-Verzicht darf man aber auch nicht übertreiben. Vollwertiges Biogemüse ist völlig in Ordnung, genau wie Obst alter Sorten und entsprechende Beeren, die nicht durch Hybridisierung hochgezüchtet und in ihrer Größe und vor allem Süße optimiert wurden. Selbst sehr süßes Obst empfehlen wir hier also nicht, da eben moderne Hybrid-Beeren und -Früchte zu viel Zucker enthalten, und sowohl Glukose als auch Fruktose in größeren Mengen ausgesprochen kontraproduktiv sind. Auch Honig ist aus diesen Gründen gestrichen. Obendrein ist er raffiniert und hat einen zu hohen glykämischen Index. Beides ist etwa bei Krebs direkte Nahrung der malignen Zellen und damit Unterstützung des Tumors.

KETO UND FASTEN – EINE WOHLTAT FÜR GEHIRN UND NERVEN

Das einzige, was bei unserer Peace-Food-Keto-Kur gänzlich wegfällt, sind also raffinierte Kohlenhydrate. Das war bei der inzwischen schon weit verbreiteten Peace-Food-Ernährung aber auch schon der Fall, da Peace Food ausdrücklich pflanzlich-vollwertig bedeutet. Und es hat noch niemandem geschadet, sondern im Gegenteil allen genützt.

Bei der Peace-Food-Keto-Kur werden aber auch vollwertige Kohlenhydrate wie in Getreide eingeschränkt. Kohlenhydrate sollten am besten nur noch von Gemüsepflanzen stammen. Wer sich so ernährt, kann das auch über einen längeren Zeitraum fortsetzen, da der Mangel an Vitaminen und sekundären Pflanzenstoffen vermieden wird. Lediglich Vitamin B_{12} muss, wie bei veganer Kost generell, eingenommen werden.

Fasten ist also insgesamt gesehen eine sehr gute und bewährte ketogene Ernährungsvariante, aber keine Dauerlösung. Durch den französischen Arte-Film *Fasten und Heilen* erfuhren wir, wie erfolgreich russische Ärzte es seit vielen Jahren bei verschiedensten Geisteskrankheiten langzeitmäßig einsetzen. Die verblüffenden Erfolge dürften wesentlich dem dabei herrschenden strikt ketogenen und selbstverständlich glutenfreien Stoffwechsel geschuldet sein, der das Gehirn – von eigenen Fetten gut ernährt – genesen lässt.

Auch für mehrmalige Fastenzeiten im Jahr und Kurzzeit-Fasten finden sich hier gute Erklärungen ihrer wissenschaftlich zunehmend belegten Erfolge. Tatsächlich imitieren sie den Lebensrhythmus unserer Vorfahren, die – abhängig von Sammel- und Jagdglück – notgedrungen immer wieder unterschiedlich lange Fastenzeiten erlebten, in denen sich ihr Gehirn wieder mit eigenen, für Notzeiten gespeicherten Fetten sanieren konnte. Fasten und sein ketogener Stoffwechsel schlägt insofern gleichsam die Brücke zum frühen Sammler- und Jägerleben und damit zu einer Art (Jung-)Steinzeit-Diät.

Glutenfreie Kost bei Alzheimer

Obendrein bedeutet Fasten natürlich auch immer zugleich glutenfreie Ernährung, wie sie für Gehirn und Nervensystem so besonders wichtig ist. Der US-Neurologe David Perlmutter, führender Verfechter des Glutenverzichts, führt diesbezüglich bei neurologischen Krankheitsbildern viele wichtige Gründe und Studien an. Sobald bei Krankheitsbildern oder Problemen Nerven mit im Spiel sind, plädiere auch ich für Verzicht auf Gluten. Wobei dessen Schädlichkeit dabei wahrscheinlich in der in neuere Getreide eingezüchteten ATI-Variante liegt, aber auch die kann man ja nur durch kompletten Verzicht auf Gluten vermeiden.

Der US-Neurologe Dale Bredesen untersagte den zehn Alzheimer-Patien-

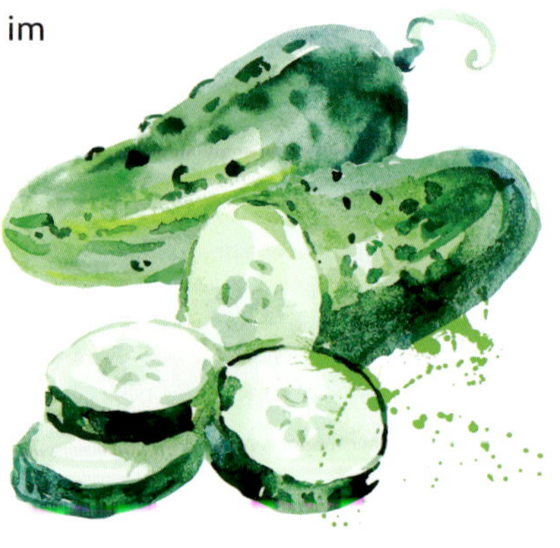

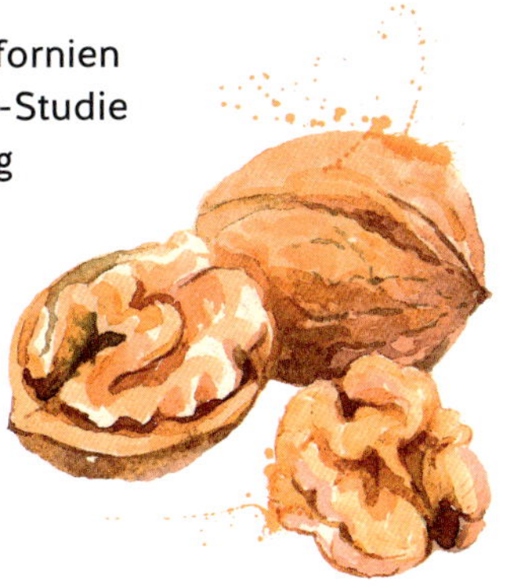

ten seiner berühmten, an der Universität von Kalifornien in Los Angeles (UCLA) durchgeführten Alzheimer-Studie Gluten komplett und verordnete eine Veränderung des Lebensstils in 36 Punkten, die wesentlich auf gesündere Ernährung zielte. Neun seiner zehn Alzheimer-Patient(inn)en verschiedener Stadien wurden dadurch wieder ganz gesund, ein in der Erkrankung bereits zu fortgeschrittener Patient erlebte immerhin eine deutliche und beglückende Besserung.

Die sich seit 2005 häufenden Studien, die Alzheimer als Typ-3-Diabetes entlarven, sprechen für eine fettreiche, ketogene Kost mit viel Kokosöl. Darauf zielt auch das bahnbrechende Buch der Kollegin Mary Newport *Alzheimer behandeln und vorbeugen*. Die Hinweise verdichten sich immer mehr in diese Richtung. Diabetiker erkranken – laut verschiedener Studien – doppelt so häufig an Alzheimer, und beide Krankheitsbilder nehmen parallel zu. Das heißt, die hohen Blutzuckerwerte der Insulinresistenz belasten das Gehirn genauso wie den übrigen Organismus, der kaum noch Glukose verwerten kann. Beim Gehirn zeigt sich diese Unterversorgung aufgrund des modernen Lebens in verschiedenen degenerativen Krankheitsbildern.

Beim Fasten kommt natürlich noch eine reichliche Versorgung mit HGH, dem menschlichen Wachstumshormon hinzu, dessen Produktion und Ausschüttung nach sechs bis acht Stunden Nahrungskarenz beginnt. Es sorgt auch für die aufgeräumte (Fasten-)Stimmung.

DIE KETOGENE GESCHICHTE

Ketogene Ernährung war früher ganz natürlich und ist es eigentlich immer noch. Bei einem gesunden Lebensstil, wenn wir also nach einem frühen Abendessen nichts mehr zu uns nehmen, erwachen wir jeden Morgen fastend, weswegen Breakfast, das Frühstück, nicht nur im englischen Sprachraum unser allnächtliches Fasten bricht. Morgens finden wir uns – nicht nur beim Fasten – generell in einer ketogenen Stoffwechsellage, da die Kohlenhydrat-Reserven von nur 800 Kilokalorien in Gestalt des Glykogens nachts aufgebraucht wurden. Schon bei einem späteren Frühstück muss unsere Leber wie auch unser Gehirn ebenso selbstverständlich wie natürlich Fettreserven mobilisieren. Das ist aber

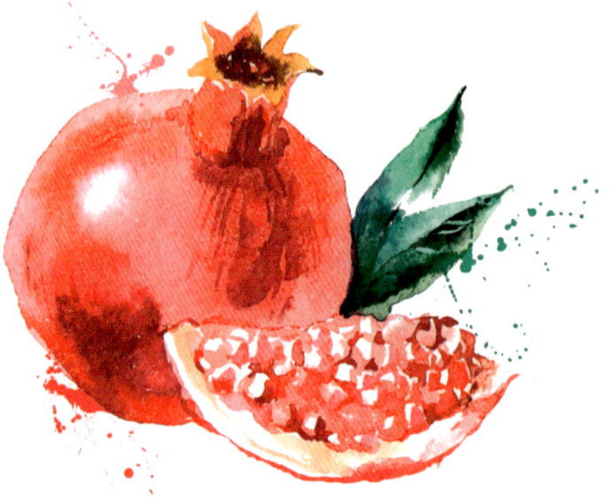

kein Problem für sie, sondern im Gegenteil eine Chance, da laut David Perlmutter da durch sowohl unser Herz als auch unser Hirn um 25 Prozent besser funktionieren als mit Glukose. Gesunde Hirnzellen liefen damit zu ihrer Höchstform auf, fand Perlmutter.

Persönlich kann ich das vollkommen bestätigen. Morgens nüchtern schreibe ich am liebsten und wohl auch besten und nehme erst gegen Mittag Obst oder Rohkost zu mir, die den Fettstoffwechsel nicht einmal brechen.

Vorsicht bei Herzkrankheiten

Da auch unser Herz im Fettstoffwechsel so viel besser arbeitet, müsste sich eine ketogene Kost auch für Herzpatienten aufdrängen. Allerdings gesteht der US-amerikanische Chirurg und Veganverfechter Caldwell Esselstyn ihnen keinerlei Fett zu, da es die Gefäße schädige, und hat damit sehr gute Erfahrungen gemacht. Wahrscheinlich spielt die Art der Fette hier die entscheidende Rolle. Zu dem notwendigen Öl-Wechsel kommen wir noch (Seite 38).

Aus annähernd 40 Jahren Patientenbetreuung und eigenen persönlichen noch länger zurückgehenden Erfahrungen mit Fasten und langen morgendlichen Nüchternzeiten kann ich die Vorteile ketogener (Fasten-) Phasen nur bestätigen. Es ist einer der Gründe, warum Fasten in meinem persönlichen Leben und bei meinen Therapien so breiten Raum einnimmt. Alle meine „vielundsechzig" Bücher habe ich entweder direkt fastend oder in dieser ketogenen Stoffwechsellage am Vormittag geschrieben und das Breakfast, das Fasten-Brechen, auf die Mittagszeit oder auf noch später verschoben.

Im Kreis um Thorwald Dethlefsen habe ich schon zu Beginn der Achtzigerjahre bemerkt, wie sehr Fasten Psychotherapien unterstützt und es folglich parallel dazu allen Patienten ans Herz gelegt. Bis heute ist praktisch jede Psychotherapie im Heilkunde-Zentrum in Johanniskirchen zugleich Fastenzeit und bekommt damit eine ganz andere Qualität und Tiefe. Fasten fördert Loslassen auf vielen Ebenen, verbessert die Funktion von Hirn und Herz spürbar und ist eine ideale (ketogene) Kostform bei gravierenden Krankheitsbildern. Tatsächlich verspeist der Organismus ja nun seine eigenen Fettreserven und geringe Mengen in

Baustellen gestecktes Protein. Ihm bleibt im wahrsten Sinne des Wortes nichts anderes übrig. Wir essen uns gleichsam selbst auf, beziehungsweise das, was überflüssig an und in uns ist, weswegen Professor Frank Madeo von der Uni Graz vom Fasten als Autophagie (*auto* = griech.: selbst, *phagein* = fressen) spricht.

FASTEN - „ERNÄHRUNG"

Etwas Wundervolles beim Fasten im Hinblick auf Krankheitsbilder und Gesundheit im Allgemeinen ist in meinen Augen, wie sehr es die Entwicklung unseres sechsten Sinnes für eine Ernährung erwachen lässt, die gut für uns ist. Unsere diesbezüglichen inneren Antennen werden gleichsam wiederbelebt, und wir wünschen uns je länger, je lieber frische, lichtvolle Kost auf hohem Ordnungsniveau. Schon die ersten Bissen des Aufbaus nach der Fastenzeit machen das sehr deutlich - sie geschehen bewusst und voller Lust auf Dinge, die uns guttun und obendrein schmecken.

Ketone sind die natürliche Fastennahrung, denn wie gesehen verspeist sich dabei der Organismus selbst. Er greift dabei natürlich vor allem auf seine Fettpolster zurück - weil sie am einfachsten verfügbar sind - und schont das Eiweiß, das gebraucht wird, um Grenzflächen aufzubauen und Organen Form und Struktur zu geben.

Der Keto-Stoffwechsel - für unsere Vorfahren alltäglich

Hunderttausende von Jahren der Evolution war Fasten kurzfristig und manchmal für längere Zeiten (über-)lebenswichtig, da eine kontinuierliche Nahrungsversorgung - wie heute üblich - erst eine späte Errungenschaft des modernen Lebens ist. Wir müssen davon ausgehen, dass früher sehr häufig, wenn nicht tagtäglich, nach dem nächtlichen Ausschöpfen der Glykogenreserven auf Fettstoffwechsel umgeschaltet werden musste. Das dürfte damals fließend geschehen sein, wie wir es heute noch von denjenigen kennen, die häufig fasten. Dauerversorgung mit ausreichend Glukose ist ein moderner Luxus. Er ist uns inzwischen, seit wir es zur

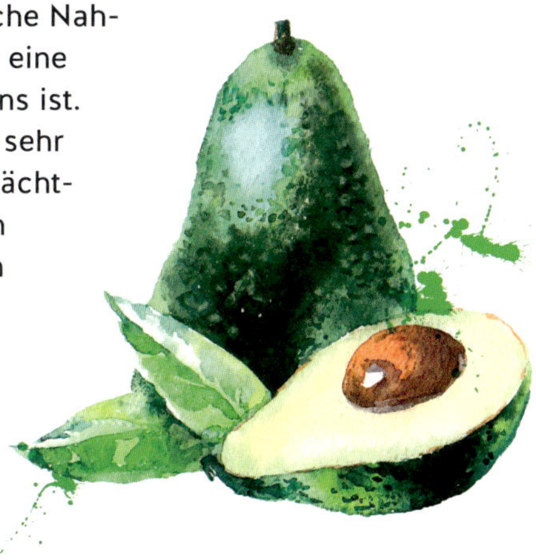

Überversorgung gebracht haben, sogar in vieler Hinsicht zum Verhängnis geworden. Auf breiter Front und auf der ganzen Linie rebellieren Körper gegen die ganz ungewohnte Verzuckerung des Lebens mit raffinierten Kohlenhydraten. Wissenschaftler sprechen von Glykierung der Organe in der Zuckerschwemme.

Viel besser wäre es, die Süße des Lebens im übertragenen Sinn auszukosten statt zu versuchen, sie über Ersatzbefriedigung mit zuckersüßer Nahrung zu erreichen. Im Sinne von *Krankheit als Symbol* sinkt in den Körper, was wir im Bewusstsein nicht leben (lassen). Wer sich also die Süße des Lebens im Reich des Lebensprinzips Venus nicht gönnt und sie in kulinarischem Genuss sucht, muss damit rechnen, dass der Organismus das auf Dauer nicht aushält. Vielmehr reagiert er mit Symptomen, die sich leider keineswegs auf Typ-2-Diabetes beschränken.

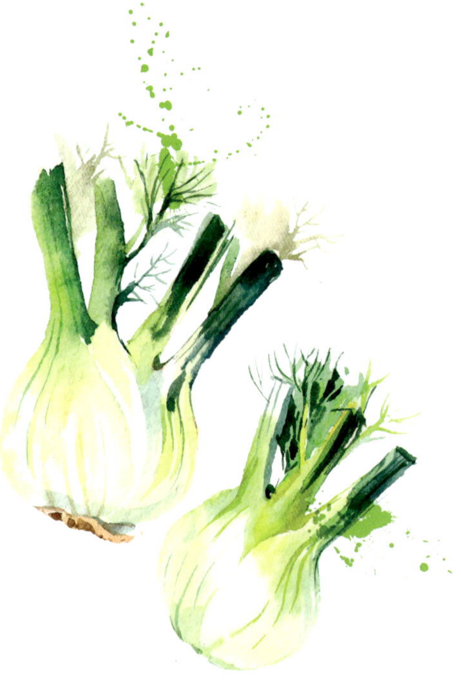

GROSSEN KRANKHEITSBILDERN KETOGEN BEGEGNEN

VON HERZLEIDEN BIS KREBS – KETO KÖNNTE HELFEN

Die Nummer eins bei den Todesursachen sind die Herz-Kreislauf-Krankheiten. Sie sind der Ernährungstherapie – wie von Caldwell Esselstyn wissenschaftlich belegt – sehr gut zugänglich. Niemand braucht mehr einen Herzinfarkt zu bekommen, sagt Esselstyn auf der Basis seiner Forschungsergebnisse. Tatsächlich konnte er zeigen, dass sich mit konsequenter Ernährungsumstellung in Richtung Peace Food selbst bei weit fortgeschrittenen Herzkrankheiten im höheren Alter die Lebenserwartung noch normalisieren lässt. Schon verschlossene Herzkranzgefäße öffneten sich unter seiner sehr fettarmen pflanzlich-vollwertigen Kost. Sie ist sehr leicht durchzuführen – etwa mit den Rezepten in *Peace Food – das vegane Kochbuch*, *Peace Food – vegan einfach schnell* und *Das Lebensenergie-Kochbuch*. Lediglich der Fettanteil ist darin so weit wie möglich zu reduzieren. Wie Herzerkrankungen auf eine hier empfohlene sehr fettreiche Kost reagieren bleibt offen. Laut dem Chirurgen Caldwell Esselstyn wäre sie kontraproduktiv, laut dem Neurologen Perlmutter eher förderlich.

Krebszellen mögen keine Keto-Kost

An zweiter Stelle in der Todesstatistik der modernen Industriestaaten steht Krebs. Für Krebspatienten und auch all jene, die bei entsprechender Häufung in der Familie und aus anderen Gründen Angst vor Krebs haben, ist dieses Buch wie gemacht. Krebstumore leben von Glukose. Sie leiden folglich unter ketogener Kost und gehen daran auch gar nicht so selten zugrunde. Wer die Erkenntnisse von *Krankheit als Symbol* hinzunimmt, hat noch bessere Chancen, mit Krebs fertigzuwerden.

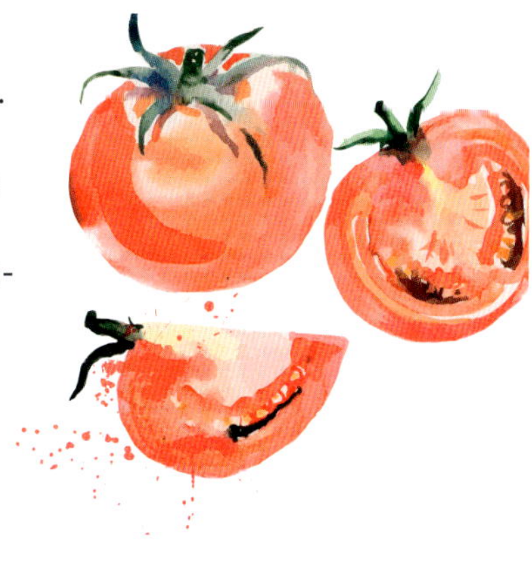

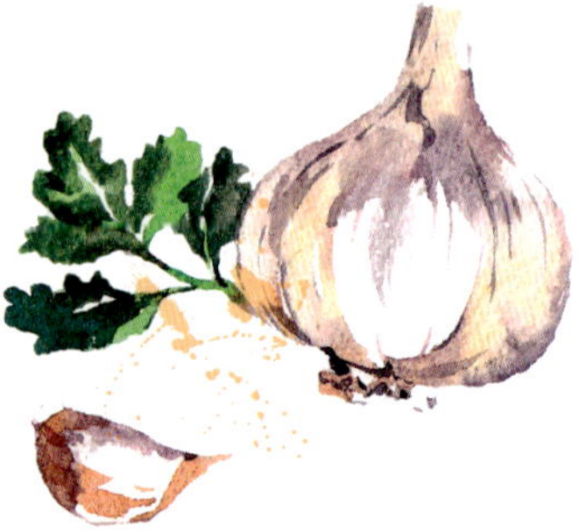

Die hier dargestellte Keto-Kur ist auch die große Chance für all jene, die Angst vor neurodegenerativen Krankheitsbildern wie Alzheimer und Parkinson haben oder schon darunter leiden. Besonders für Demenz ist durch verschiedene Studien belegt, wie hilfreich hier sowohl vorbeugend als auch heilend eine Fett-Eiweiß-Betonung in der Nahrung ist.

Ketogene Phasen – gesund für alle

Aber tatsächlich ist es für uns alle eine große Chance, immer wieder ketogene Ernährungsphasen einzuschieben, weil unsere Vorfahren das durch die Jahrmillionen der Evolution ständig geübt haben, da sie immer wieder (zu) wenig Kohlenhydrate als Nahrung fanden. In den daraus folgenden häufigen Hungerzeiten, die uns und unsere Geschichte prägten, war es notwendig, vom eigenen Fett zu leben.

Wird Hungern mit Bewusstheit gefüllt, sprechen wir von Fasten. Und dass Fasten gesund ist, pfeifen inzwischen die (religiösen wie wissenschaftlichen) Spatzen von den Dächern. Nicht nur alle Religionsstifter waren von Anbeginn dieser Meinung, heute belegen auch immer mehr Wissenschaftler seine überragende Wirkung in eindrucksvollen Studien. Beim Fasten leben wir vor allem von eigenem Fett und deutlich weniger von Eiweiß, aber nach der ersten Nacht nicht mehr von Kohlenhydraten. Jedes Fasten ist also Keto-Kur. Diese nach einem Fasten noch länger beizubehalten, ist eine enorme Chance, die dieses Buch vielen eröffnen will. Und da Fasten einer Keto-Kur entspricht, gelten all die Studien, die heute das Fasten schon so solide untermauern, auch für die ketogene Kost.

Die Keto-Kur ist also für fast alle phasenweise gesund und lässt sich ideal aus einer Fastenwoche als Einstieg in den Umstieg weiterführen. Einzig die Herz-Kreislauf-Patienten sind – wie von Caldwell Esselstyn beschrieben – mit extremer Fett-Reduktion wahrscheinlich besser bedient, wobei auch sie vom Fasten sehr profitieren – ein bisher ungelöster Widerspruch.

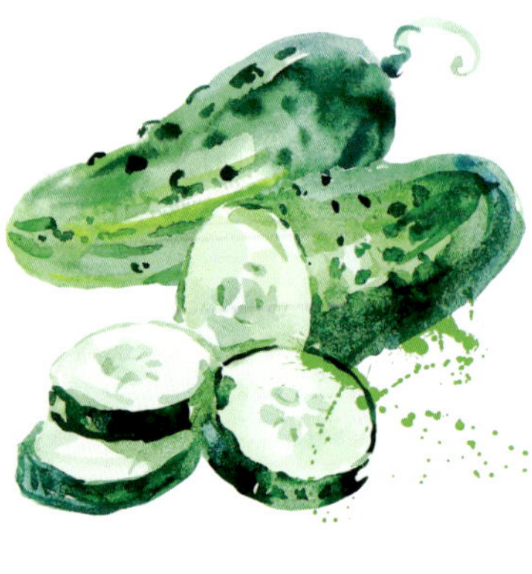

Wieso aber ist eine für so viele so gesunde und obendrein einfache Ernährungsform noch so wenig verbreitet? Die bisher propagierten ketogenen Kostformen setzten fast immer auf Tierprotein-Produkte wie viel Fleisch und Fett und ließen die harmlos geringen und als Vitaminspender so wichtigen Kohlenhydratmengen aus frischem Gemüse und Obst weg. Insofern hoben ausgesprochen schädliche die gesunden Effekte wieder mehr als auf. Die pflanzlich-vollwertige Basis ist also vorrangig und gesundheitsentscheidend. Es ist aber natürlich gut möglich und obendrein sehr schmackhaft, auf pflanzlich-vollwertiger Grundlage ketogene Mahlzeiten zu bereiten, wie unser großer Rezeptteil eindrücklich zeigt. Selbst das zusätzliche Weglassen von Gluten muss nicht zu Geschmackseinbußen führen, sondern kann im Gegenteil zu einer geschmackvollen und obendrein optimal gesunden Kost im Sinne von Vorbeugung und Therapie führen.

Wenn die WHO Übergewicht und Diabetes Typ 2 als die Volksseuchen unserer Zukunft beschreibt, Krebs die zweithäufigste Todesursache ist, die Lebenserwartung und mit ihr Krankheitsbilder des Alterns wie Alzheimer und Demenz weiterhin zunehmen, ist die Peace-Food-Keto-Kur zusammen mit regelmäßigem Fasten die Vorbeugungsmaßnahme der Zukunft.

KREBSZELLEN LIEBEN GLUKOSE

Immerhin die Hälfte der Menschen bekommt im Laufe des Lebens – nach schulmedizinischer Aussage – Krebs und braucht eine Ernährung mit guten Eiweiß- und reichlichen Fettquellen. Sie darf zugleich nur wenig Kohlenhydrate enthalten und wenn, dann vollwertige als Vitaminquelle und wegen der sekundären Pflanzenstoffe. Tatsächlich sind es aber noch viel mehr Menschen, die bei uns an Krebs erkranken, wenn man bedenkt, dass 60 Prozent der 60-jährigen Männer, 70 Prozent der 70-jährigen, 80 Prozent der 80-jährigen und fast 100 Prozent der 90-jährigen Prostatakrebs haben. Auch wenn es sich dabei oft um den – laut dem Urologen Julius Hackethal – vergleichsweise harmlosen „Haustierkrebs“ handelt, macht das die Notwendigkeit einer nachhaltigen Krebsdiät doch nur umso deutlicher.

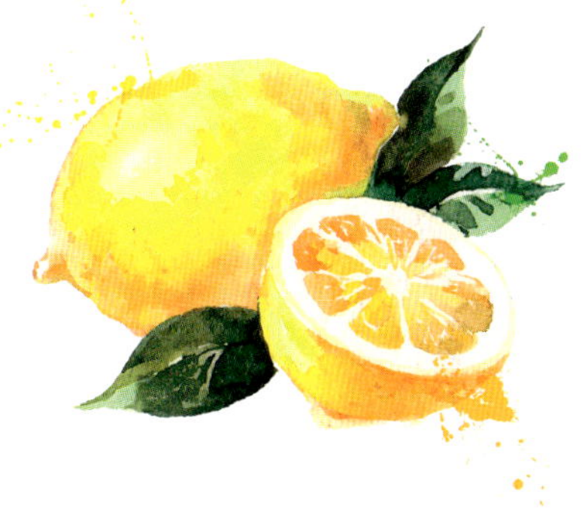

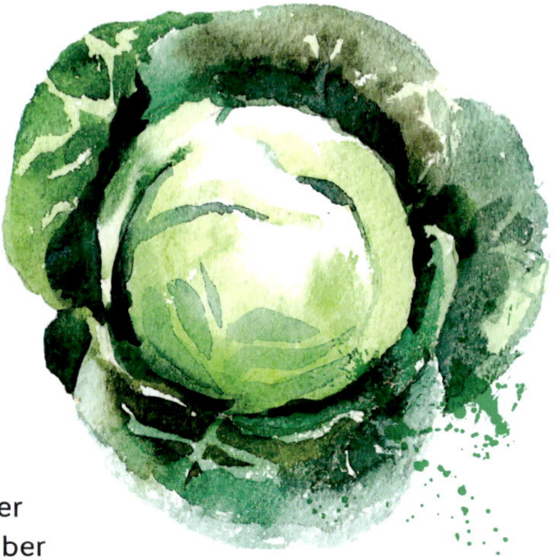

Da Zellen bösartiger Tumore vor allem Glukose verwerten, ist die Keto-Kur die beste Ernährungstherapie bei Krebs. Dieser wird dabei geradezu ausgehungert. Hier liegt wohl auch die Erklärung, warum es tatsächlich nicht selten gelang, Krebsgeschwüren mit längeren Fastenzeiten wie der sogenannten Breußkur die Lebensgrundlage zu entziehen. Diese Kur, benannt nach dem österreichischen Heilpraktiker Rudolf Breuß, basiert auf der Annahme, dass Krebszellen feste Nahrung benötigen, weshalb er strenges Fasten und eine Ernährung nur über Flüssigkeiten verordnete. Aber es gab auch tragische Aussetzer. Zwar schrumpfte der Krebs bei solch heroisch langen Fastenzeiten praktisch immer und das ließ sich auch mit bildgebenden Verfahren zeigen, sodass schon die Hoffnung wuchs, er sei tatsächlich ausgehungert. Sobald aber wieder gegessen wurde, explodierte er anschließend manchmal geradezu. Das ist auf dem Boden unserer heutigen Erkenntnisse verständlich. Nach der langen Phase des Aushungerns bekam er mit der normalen kohlenhydratreichen Kost und besonders wenn diese auch noch raffiniert war, geradezu sein Idealfutter und revanchierte sich mit Riesenappetit und explosionsartigem Wachstum. Das kann die Peace-Food-Keto-Kur konsequent verhindern.

Lässt zu viel Glukose Krebs entstehen?

Zur Krebsentstehung gibt es heute verschiedenste Theorien. Eine im Hinblick auf die heutige Überschwemmung mit raffinierten Kohlenhydraten aus dem Industriefutter folgt hier. Überfordert vom Andrang viel zu vieler raffinierter Kohlenhydrate, erinnern sich demnach die solchermaßen überlasteten Zellen an einen frühen, primitiven, pilzähnlichen Zustand aus der Evolution, als sie noch von der Vergärung von Glukose lebten. Sie steigen folglich aus ihrem vorgesehenen Energie-Produktionsprogramm der Oxidation aus, und es kommt auf der primitiven Stufe zu Krebswachstum. Solche Krebszellen brauchen nun andauernde Versorgung mit viel Glukose, da der Prozess der Gärung weniger ergiebig ist. Krebs wäre demnach eine Anpassung des Organismus an das Überangebot von Glukose.

Entzieht man den nun auf Glukose angewiesenen Zellen diese wieder, geraten sie unter Druck und werden ausgesprochen anfällig. Das nutzt die neue US-Therapie, die während der Chemotherapie fasten lässt. Unter Umständen braucht es jetzt gar keine solch schweren Geschütze der Chemo mehr. Einiges spricht dafür, dass ausreichende Sauerstoffversorgung jetzt bereits reicht, weil die auf Gärung umgestiegenen Zellen mit diesem gar nichts mehr anzufangen wissen. Sie sind gleichsam regrediert auf das ganz frühe Programm der Evolution, als Sauerstoff noch eine Art Gift war, das kein Lebewesen nutzen konnte.

Mit Sauerstoff und Keto-Kost gegen Krebszellen

Hier lägen die Erklärungen für die Erfolge mit verschiedenen Sauerstoff-Therapien, auch unserem „Verbundenen Atem“, mit dem wir schon so wundervolle Ergebnisse erleben durften. Bei dieser Atemtechnik wird das Ein- und Ausatmen ohne Unterbrechung zu einer Art Atemkreis verbunden, sodass viel mehr Sauerstoff hereingeholt und deutlich mehr Kohlendioxid abgeatmet wird. Der Atem dreht sich dabei wie ein Rad, fließt unaufhörlich wie ein Fluss. Das Ergebnis dieser Atemform ist eine Überschwemmung des Organismus mit Energie. Aus naturheilkundlicher Sicht ist ein positiver Effekt des „Verbundenen Atems“ der zunehmende Sauerstoffanteil im Blut, der dafür sorgt, dass die Stoffwechselprozesse angeregt werden. Das Ideal wäre demnach, während des Fastens und Zeiten mit ketogener Kost auch noch Sitzungen mit „Verbundenem Atem“ abzuhalten und dem Tumor mit Fasten, also Glukoseentzug, und Sauerstoff-Überschwemmung gleichermaßen zu Leibe zu rücken.

Der Münchner Arzt und Wissenschaftsautor Peter Rohsmann beschreibt die Agonie so attackierter Krebszellen. Er empfiehlt, den Glukose-Entzug mit ketogener Ernährung zu beginnen und zusätzliche Fasten-Phasen durchzuführen. Nach meinen Erfahrungen ist umgekehrt ein Beginn mit Fasten sogar noch leichter für Betroffene, weil sich damit alle Entzugsphänomene wie nebenbei in Wohlgefallen auflösen.

Während sich gesunde Zellen sofort auf die ketogene Diät umstellen, sind Krebszellen dazu unfähig und leiden Hunger, den Fastende bald – spätestens nach drei Tagen – verlieren. Gesunde Zellen aber und vor allem die des

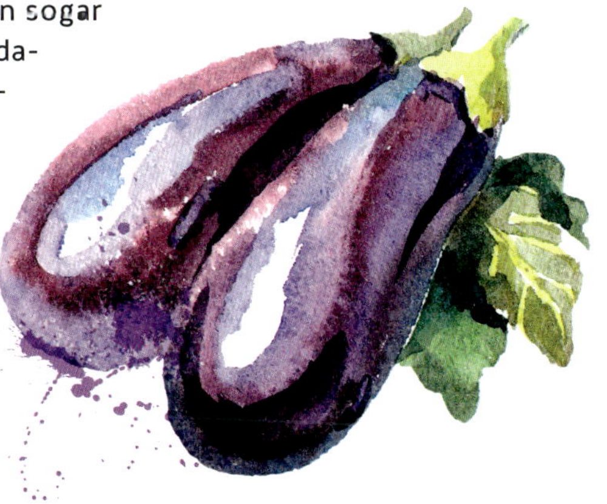

Gehirns leben mit der Diät von Fetten und Ketonen geradezu auf. Krebszellen dagegen können weder mit Ketonen noch Fetten etwas anfangen und werden dadurch nach US-Professor Thomas Seyfried ausgesprochen instabil. Selbst geringe Bestrahlungsdosen können nun bereits zu ihrem massiven Absterben führen, während gesunde Zellen durch den Ketonstoffwechsel sogar strahlenresistenter werden.

Hier wäre auch an eine Niedrig-Dosis-Chemotherapie zu denken, die Professor Volker Zahn (ehemals TU München) schon vor langer Zeit vorgeschlagen hatte und als Chefarzt im Krankenhaus Straubing auch mit Erfolg durchführte. Wobei er auch auf die Erkenntnisse aus *Krankheit als Symbol* zurückgriff und die seelische Ebene einbezog.

Der zweite entscheidende Vorteil beim Fasten liegt darin, dass dabei die Stoffwechsellage von der bei uns üblich gewordenen Übersäuerung zum alkalischen Gegenpol tendiert. Schon in den Dreißigerjahren des letzten Jahrhunderts hat der deutsche Chemiker und Arzt Otto Warburg den Nobelpreis für Medizin erhalten für seine Entdeckung, dass viele Krankheitsbilder, allen voran Krebs, ein saures Stoffwechselmilieu bevorzugten. Leider wurde das in der Forschung nie weiterverfolgt, wohl weil damit seitens der Pharmaindustrie nichts zu verdienen war, bei der stattdessen einseitig forcierten Chemotherapie jedoch in geradezu ungeheuerlichem Ausmaß.

Mit Keto den Körper entsäuern

Der Säuregrad des Körpermilieus ist also ein weiterer entscheidender Punkt bei der Kost nach dem Fasten für Krebspatienten. Sie müsste wie beim Fasten weiter dessen Entsäuerungskurs beibehalten und weiterhin ketogen bleiben. Beides ist mit der pflanzlich-vollwertigen Keto-Kost auf Peace-Food-Basis relativ leicht zu verwirklichen, wie es die Rezepte dieses Buches zeigen. Peace Food in die ketogene Richtung umzuwandeln ist mit dieser Vorlage ein Kinderspiel.

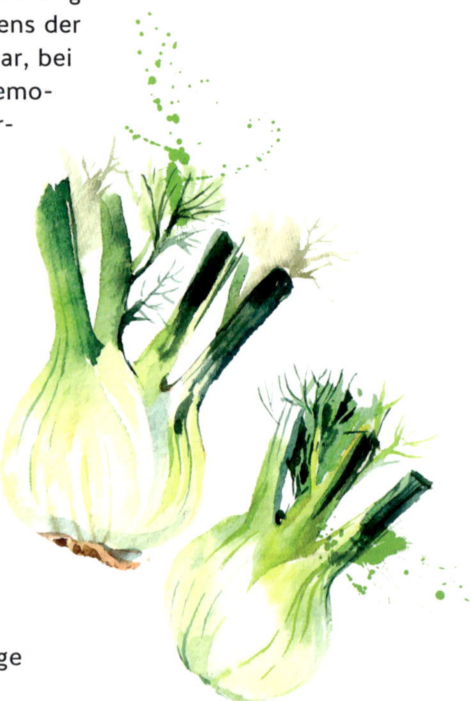

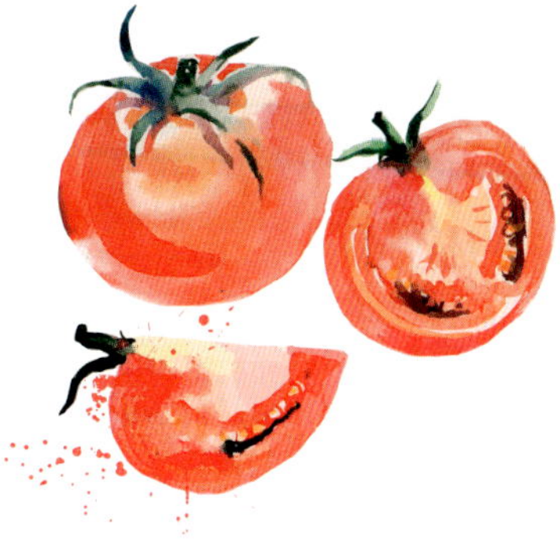

Als dritter entscheidender Punkt kommt heute die Entdeckung von Professor Valter Longo von der University of California Los Angeles (UCLA) hinzu. Er kann mittlerweile wissenschaftlich belegen, dass Fasten gesunde Zellen stärkt und kranke und alte schwächt. Also ein weiterer Punkt, warum Krebs mit Fasten so erfolgreich zu therapieren ist. Wenn Fasten als ketogene „Ernährungsform“ diese Fähigkeit entwickelt, kann das sehr wahrscheinlich auch die ketogene Ernährung, die ja – aus den erwähnten Gründen – sowieso als Folgekost nach längeren oder kürzeren Fastenperioden zwingend ist.

Die Erkenntnis, dass Fasten die gesunden Zellen stärkt und die kranken schwächt, die übrigens die alten Fastenpäpste ohne wissenschaftliche Studien auch schon hatten, schlug in den USA wie eine Bombe ein. Immer mehr US-Schulmediziner verbinden deshalb Fasten und Chemotherapie, da Fasten die ideale Ausgangsbasis für einen ungleich erfolgreicheren Einsatz der Zellgifte schafft. Diese können so den gesunden Zellen weniger anhaben, aber die kranken umso leichter zerstören.

Mit Fasten und Keto-Kost das Immunsystem stärken

Hinzu kommt als viertes die inzwischen ebenfalls von Valter Longo wissenschaftlich bewiesene Stärkung der körpereigenen Abwehr beim Fasten. Unser Immunsystem wird dabei gleichsam runderneuert und damit erheblich gestärkt. Das dürfte einer der Gründe sein, warum generell beim Fasten der CRP-Wert – das ist der Entzündungsmarker im Blut – sinkt, was wiederum Professor Andreas Michalsen von der Charité Berlin wissenschaftlich erforscht und bewiesen hat. So gehen beim Fasten Entzündungen, Allergien und Autoaggressions-Probleme zurück.

Der CRP-Wert sinkt auch bei pflanzlich-vollwertiger Kost. Deshalb ist sie die ideale Fortsetzung des Fastens bei so vielen Krankheitsbildern. Für die ketogene Variante von *Peace Food* gilt das in besonderem Maße. Bei Krebs ist sie nach dem Fasten aus den vier beschriebenen Gründen geradezu zwingend. Ihre abwehrstärkende Potenz trat ja auch schon bei der eingangs zitierten Studie des Trinity College zu Tage. Natürlich ist diese empfohlene pflanzlich-vollwertige Keto-Kur auch die ideale Vorbeugung bezüglich Krebs wie auch anderer beschriebener Krankheitsbilder aus dem entzündlichen, allergischen und autoaggressiven Bereich.

KETONE BEI KREBS UND FÜR HIRN- UND NERVEN-GESUNDHEIT

Die Schulmedizin weiß seit Jahrzehnten, wie sehr sich ketogene Ernährung bei Epilepsie bewährt. Bei seinen Forschungen zur Epilepsie-Behandlung war US-Professor Thomas Seyfried von der Yale-Universität auf eine interessante Spur gestoßen, die Epilepsie und Krebs verband. Seine speziell gezüchteten Mäuse hatten neben der Epilepsie auch häufig Gehirntumore. Es zeigte sich zu aller Überraschung, dass nicht nur die Epilepsie auf die Behandlung mit ketogener Diät gut ansprach, sondern dabei oft auch die Hirntumore verschwanden. Das Ergebnis war sehr deutlich und überzeugend, weil darüber hinaus keine weiteren Therapien angewandt wurden. Nachdem er sich drei Jahrzehnte mit entsprechenden Grundlagenforschungen beschäftigt hatte, fasste Seyfried seine Aussagen zu Krebs folgendermaßen zusammen:

- Krebs wird nicht durch genetische Mutationen verursacht.
- Krebs ist eine Erkrankung der Mitochondrien.
- Krebs kann mit ketogener Diät erfolgreich behandelt werden.

Entsteht Krebs durch Fehlernährung?

In einem über 400 Seiten starken Buch belegt er seine provokativen (Hypo-)Thesen mit über 1700 wissenschaftlichen Studien (Thomas Seyfried, Cancer as a Metabolic Disease, 2012). Das Buch ist einerseits so wissenschaftlich geschrieben, dass es die Brücke zu Betroffenen kaum findet, andererseits wird es von den Anhängern der Mutations-Krebs-Theorie auf Biegen und Brechen bekämpft. Und diese sind zahlenmäßig weit überlegen, aber keineswegs von den Argumenten her. Sie müssten, um zu Seyfried aufzuschließen, völlig umdenken und eingestehen, dass sie bisher weit danebenlagen. Als Wissenschaftler hat sich Seyfried an all seine Kollegen gewandt und sie gebeten und geradezu aufgefordert, ihn zu widerlegen. Bislang ohne Ergebnis.

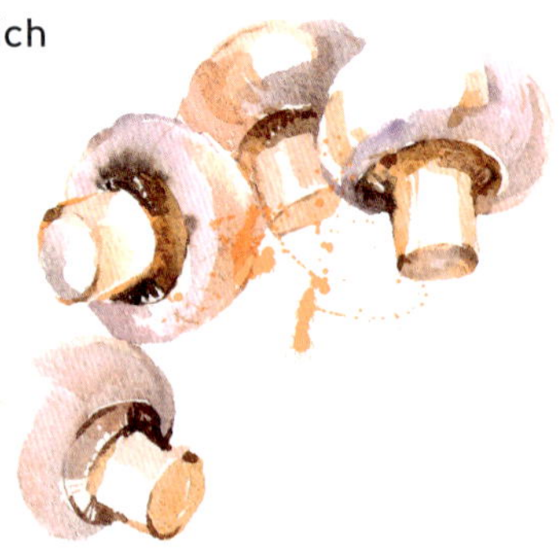

Zusammengefasst bedeutet das: Die Erbinformationen in unseren Zellen sind nicht annähernd so ausschlaggebend für die Krebsentstehung wie gedacht. Vielmehr verwandeln die durch Fehlernährung gestörten Zellkraftwerke der Mitochondrien gesunde Zellen in Krebszellen. Seyfried stützt sich hier auf sehr überzeugende Experimente, die aus den ersten Erfahrungen der Therapie tumorbefallener und epileptischer Mäuse folgten.

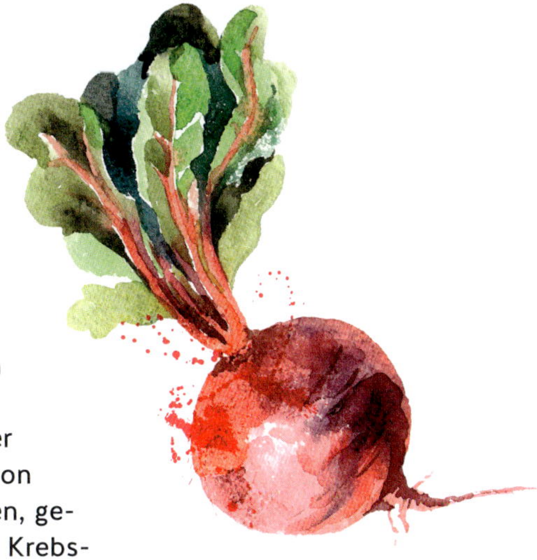

Überträgt man etwa den Zellkern einer Krebszelle in andere – gesunde – Zellen, lässt sich dadurch nur in zwei von 24 Fällen auch der Krebs mit übertragen, also in deutlich weniger als 10 Prozent der Fälle. Wird andererseits das Zellplasma von Krebszellen auf gesunde Zellen übertragen, gelingt in 97 Prozent der Versuche auch der Krebstransfer. Damit ist wissenschaftlich belegt: Das Geheimnis des Krebses liegt statt im Kern im Zytoplasma. In diesem sind die Mitochondrien zu Hause. Obendrein konnte Seyfried zeigen, wie gesunde Mitochondrien das Krebsverhalten entarteter Zellen stoppen können. Also ist Krebs weniger genetisch bedingt und wir sollten von einer Mitochondrien-Erkrankung ausgehen. Die Aufgabe dieser Zellkraftwerke liegt darin, den Energiestoffwechsel in den Zellen sicherzustellen. Krebs ist demnach eine Krankheit dieses Energiestoffwechsels der Zelle und nicht des Erbgutes und entsprechender Mutationen. Folglich steht das Zytoplasma im Mittelpunkt statt der Zellkern. Wobei es aber natürlich auch für letzteres viele wissenschaftliche Hinweise gibt und die Mehrheit der Mediziner und Forscher auf dieser Ursache als alleiniger beharren. Aber schon oft hatte die Lehrmeinung in der Medizin zwar die Macht, aber keineswegs die Wahrheit auf ihrer Seite. Wie wurde Ignaz Semmelweis seinerzeit bekämpft – er führte das massenhafte Sterben von Wöchnerinnen auf mangelnde Hygiene zurück – und wie recht hatte er. Das könnte hier sehr ähnlich sein.

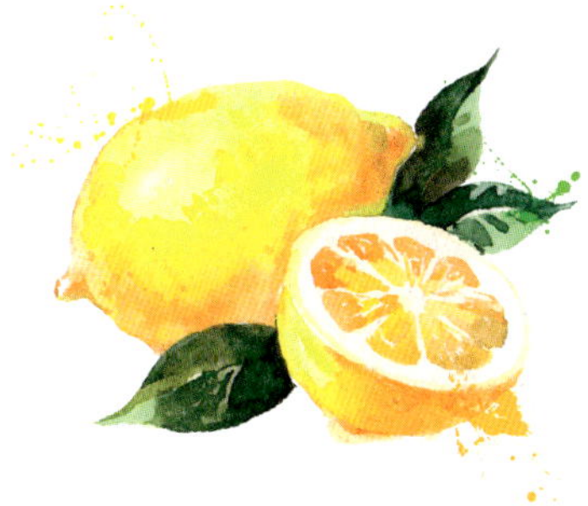

Aber ganz unabhängig von Seyfrieds wissenschaftlichem Plädoyer für die ketogene Krebsdiät hat sich diese auch schon in anderen Härtetests bewährt, wie die Erfolge der – gänzlich unwissenschaftlichen – Breußkur mit ihrem sechswöchigen Aushungern des Krebses mittels Fasten mit frisch gepressten Gemüsesäften praktisch zeigten.

NEURODEGENERATIVE KRANKHEITSBILDER UND DIE KETO-KUR

Im Jahr 2005 zeigte eine Studie mit Parkinson-Patienten deutliche Besserungen bei ketogener Diät. Mittlerweile haben sich Ketone auch bei Alzheimer bewährt. Die ärztliche Kollegin Mary Newport berichtet in ihrem Buch *Alzheimer behandeln und vorbeugen*, wie sie ihrem Mann Steve mit mittelkettigen Fettsäuren vor allem aus Kokosöl aus der Alzheimer-Demenz heraushalf. Bei Autismus und ALS (Amyotropher Lateralsklerose) gelten Ketone ebenfalls als Chance und Hoffnungsträger. Kurzzeit-Fasten hat sich kürzlich bei Autismus als hilfreich erwiesen, und woran sollte das liegen, wenn nicht an der ketogenen Stoffwechsellage beim Fasten.

Reichliche Fettversorgung mit mittelkettigen Fettsäuren, wie sie Kokosöl am gesündesten und einfachsten liefert, brachte Alzheimer-Patienten deutliche Verbesserung ihrer kognitiven Leistungen und reduzierte nachweislich die Beta-Amyloid-Ablagerungen im Gehirn, der Vorstufe von Alzheimer-Toxin. Auch wenn beide wahrscheinlich nicht annähernd so wichtig in der Alzheimer-Entstehung sind wie von der Schulmedizin angenommen, sondern nur zwei von vielen Faktoren, bleibt das doch ein Indiz.

Keto-Kost heilt Alzheimer – warum reagiert die Medizinwelt nicht?

Zusätzlich erhöht die Keto-Kost den Glutathion-Spiegel, ein sehr wirksames körpereigenes Antioxidans im Gehirn. Dale Bredesens Studienergebnis (siehe Seite 22/23) ist tatsächlich sensationell, sein Ansatz von Lebensstil-Medizin hat neun von zehn seiner Alzheimer-Patienten geheilt und dem zehnten noch wesentliche Verbesserungen gebracht. Natürlich ist bei so einer kleinen Zahl von nur zehn Teilnehmer(innen) Vorsicht bei Interpretation und Auswertung geboten. Aber dass diese Sensation nicht sofort auf große Resonanz in der Medizinwelt stieß, hat doch wieder damit zu tun, dass die Pharmaindustrie so einfache, nachhaltige und durchschlagende Lösungen einfach

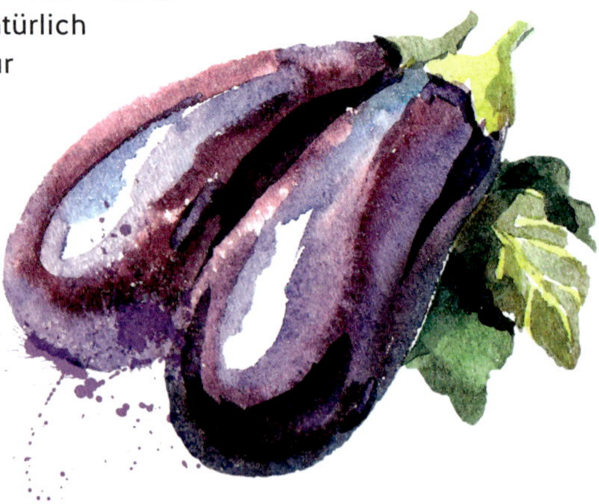

nicht beachtet, weil sie ihr das Milliarden-Geschäft verderben könnten. Es gibt jedenfalls große Hoffnung bei Demenz und überhaupt allen typischen Alterskrankheiten mit einer unterstützenden Ernährung. Die hier vorgestellte Keto-Kur ist ein Eckstein in diesem hoffnungsvollen Ansatz, die zweite Lebenshälfte und insbesondere das Alter als das Geschenk zu sehen, das es sein kann.

So bringt die Peace-Food-Keto-Kur die ideale Ernährung zu meinem demnächst erscheinenden Buch *Alter(n) als Geschenk* ins Spiel des Lebens. Wir können tatsächlich mit stimmiger Kost viel älter und dabei deutlich gesünder bleiben. Tatsächlich ist es noch wichtiger, Sinn im Leben zu finden. Beim Altern in Würde ist die optimale Ernährung von Körper, Geist und Seele eine wundervolle Hilfe.

DAS FETTE-FAZIT

oder: Ein Öl-Wechsel ist nötig

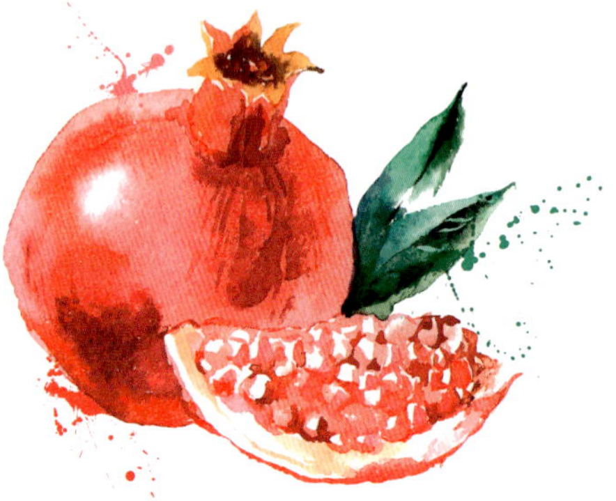

OMEGA-3 UND OMEGA-6

Ketogene Diätvorschriften enthalten in aller Regel viel tierische Fette und Proteine, so beim Neurologen David Perlmutter *(Dumm wie Brot)* oder beim Kardiologen William Davis *(Weizenwampe)*. Da aus gesundheitlicher und wissenschaftlicher Sicht heute alles gegen Tierprotein spricht, wie ausführlich in *Geheimnis der Lebensenergie* belegt, sind diese Bücher und ihre Ernährungsempfehlungen kritisch zu sehen. Sie finden zwar die richtige Spur in Bezug auf Gluten und stellen sich diesem Problem, aber beider Therapieanweisungen sind leider insgesamt ungesund und schädlich.

Für tierische Fette gibt es keine gesundheitlichen Argumente, wohl aber für wertvolle pflanzliche. Deshalb empfiehlt sich ein grundsätzlicher und einmaliger, dafür aber nachhaltiger Öl-Wechsel. Fette sind noch vor Eiweiß der wesentliche Eckstein einer ketogenen Kost. Aber Fett ist eben nicht gleich Fett, und weit vor Mengenangaben geht es um die Art der Fette und ihre Qualität. Qualität vor Quantität ist überhaupt eine Devise, die wir neuerlich entdecken müssen.

Auch hier gilt es zuerst wieder, gefährliche, schädliche und giftige Fette auszumustern. Viele Studien zeigen Schädlichkeit und Gefahren gehärteter, sogenannter Transfette, die also keinesfalls zu empfehlen, sondern im Gegenteil strikt zu meiden sind. In einigen Staaten sind sie mit Recht komplett verboten, die EU sah dazu aus durchsichtigen lobbyismus-technischen Gründen keinen Grund. Transfette entstehen aber nicht nur durch industrielle Fetthärtung, sondern auch in erheblichem Ausmaß in Kuhmägen.

Gefährlich und geradezu giftig werden aber auch alle hochungesättigten Fette, die in der Industrie-Werbung gnadenlos hochgejubelt werden, sobald man sie erhitzt. Das gilt sogar auch für die lebenswichtigen hochungesättigten Omega-3-Fettsäuren.

Und schließlich sind Fette mit ungünstig hohem Verhältnis von Omega-6- zu Omega-3-Fettsäuren grundsätzlich zu meiden, wie etwa Sonnenblumen- oder Distelöl.

Auf der Positiv-Liste ganz oben rangiert als ideales Allround-Fett das der Kokosnuss mit seinen mittelkettigen gesättigten Fettsäuren. Die wissenschaftliche Fabel von den grundsätzlich schlechten gesättigten und den immer günstigen ungesättigten Fettsäuren darf man getrost vergessen. Wir brauchen beide, aber nur in guter Qualität und ausgewogen.

Kokosöl kann wegen seiner völligen Sättigung beliebig erhitzt werden und ist insofern zum Braten, Kochen und auch kalt, und sogar als Brotaufstrich, verwendbar. Obendrein ist es noch zur Behandlung von (Schleim-)Haut-Verletzungen bewährt und sogar als Kosmetikum.

Mit Olivenöl und seinem Rauchpunkt bei 180 Grad lässt sich noch gut kochen und kalt ist es natürlich immer gut. Beim Braten mit höheren Temperaturen als 180 Grad wird es aber ebenfalls zu einem gefährlichen Kanzerogen. Die Art der Behandlung entscheidet also ebenfalls über gut oder schlecht beziehungsweise ge- oder ungeeignet.

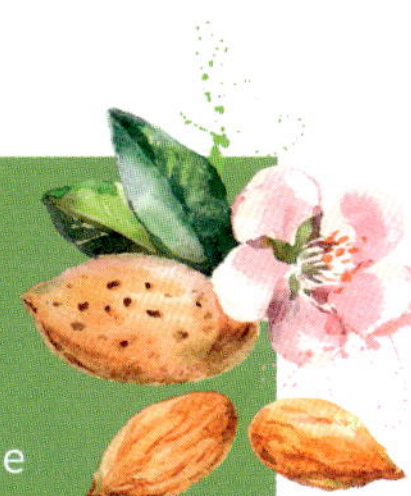

OMEGA-3 UND OMEGA-6

Die mehrfach ungesättigten Fettsäuren Linolensäure (Omega-3-Fettsäure) und Linolsäure (Omega-6-Fettsäure) müssen täglich mit der Nahrung aufgenommen werden, da der Körper sie nicht selbst herstellen kann. Sie kommen sowohl in tierischen als auch pflanzlichen Lebensmitteln vor und gehören zu den essenziellen Fettsäuren. Pflanzliche Lebensmittel wie Lein-, Hanf-, Raps- und Walnussöl oder Wildkräuter, Chia- und Hanfsamen enthalten reichlich Omega-3-Fettsäuren, von denen wir viel zu wenig zu uns nehmen. Die Omega-6-Fettsäuren sind ausreichend in unserer heutigen modernen Ernährung zu finden. Die Deutsche Gesellschaft für Ernährung (DGE) empfiehlt ein Verhältnis von 1:5 (Omega-3 zu Omega-6) – am besten wäre ein Verhältnis von 1:3. Unsere moderne Ernährung liefert uns allerdings einen deutlichen Überschuss an Omega-6-Fettsäuren, das Verhältnis liegt tatsächlich bei etwa 1:20! Wir sollten also im Interesse unserer Gesundheit besonders darauf achten, Omega-3-Lieferanten in unseren Speiseplan einzubauen.

Und schließlich benötigen wir auch noch ungesättigte Öle, die wirklich nur kalt zu genießen sind. Wegen des fast unbemerkt eingetretenen Ungleichgewichts zugunsten der Omega-6-Fettsäuren bräuchten wir viel mehr Omega-3-Fettsäuren, also ausreichend Lein-, Walnuss- und Hanföl.

Mit solch einem Öl-Wechsel liegen wir sehr gut im Rennen um ein langes, gesundes Leben – jedenfalls von der Fettseite her.

Fette können bei der Keto-Kur reichlich genossen werden. Da unser Gehirn zu 70 Prozent aus Fett, davon zwei Drittel Cholesterin, besteht, brauchen wir diesbezüglich kein schlechtes Gewissen zu haben und könnten aufhören, Cholesterin zu verteufeln. Es ist ein äußerst wertvoller Stoff für unseren Organismus, weswegen er es sogar aus dem Darm zurückgewinnt, denn die Gallensäuren zur Fettverdauung bestehen daraus. All unsere Geschlechtshormone sind ebenfalls aus Cholesterin, wie auch das Myelin der Nervenscheiden, das bei Multipler Sklerose (MS) fehlt, und es ist unser Dichtungsmittel, gleichsam der Verbandsstoff des Organismus. Wenn sein Spiegel im Blut ansteigt, hat das Gründe, die wir beseitigen sollten, statt auf den Verbandsstoff und den Grundstoff unseres Gehirns mit medikamentösen Cholesterinsenkern wie Statinen loszugehen. Die Gründe für den Anstieg des Blutfettspiegels liegen vor allem in den Verletzungen und Brüchen der Intima genannten Gefäßinnenhaut aufgrund von Stress und hohem Blutdruck.

Fette werden im Stoffwechsel zu Ketonen umgebaut und geben der Kur ihren Namen. Die Veresterung von Kokosöl in der Leber ist dabei so aufwendig und verbraucht so viel Energie, dass von Kokosöl kaum jemand zunimmt. Es ist insofern besonders geeignet für alle Abnehmwilligen. Wer lieber zunimmt, kann den Schwerpunkt auf Olivenöl verlegen.

KOKOSÖL – DER STAR UNTER DEN FETTEN

Viele Asiaten halten die Kokosnuss für ein Geschenk der Götter. In Asien ließ man sich auch nie die Lust auf sie durch – rückwirkend obendrein auch noch falsche – Warnungen westlicher Mediziner verderben. Eine ausgewachsene Palme, in ihren Heimatländern auch Baum des Lebens genannt, (ver)schenkt zwischen 60 und 180 Nüsse im Jahr. Wem sie

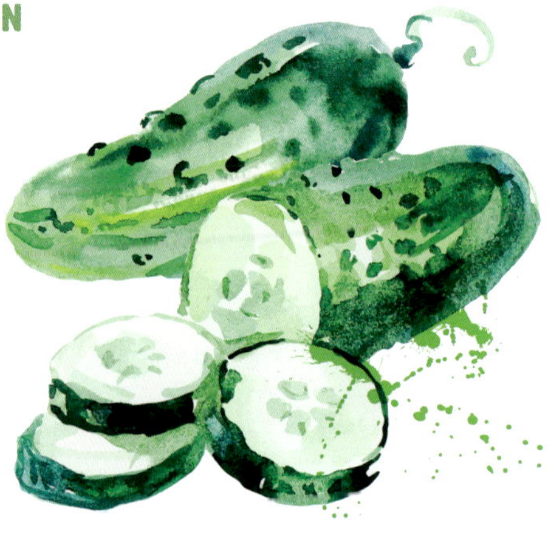

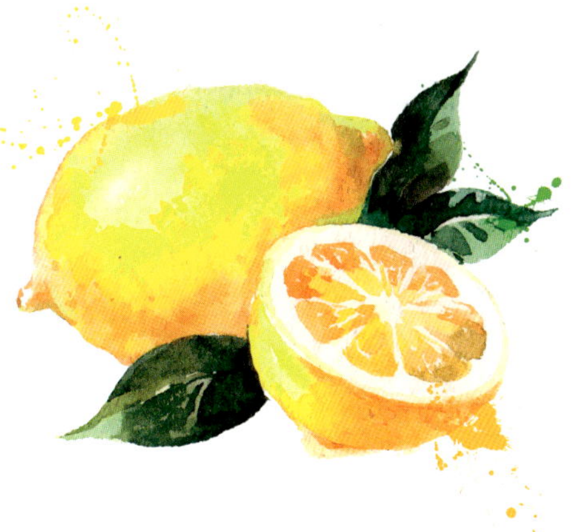

nicht gerade auf den Kopf fallen, für den erweisen sie sich wirklich als Geschenk des Himmels.

Die haarige Riesennuss stellt sich nun zunehmend auch als Geschenk für immer mehr Übergewichtige des Westens heraus, weil ihre mittelkettigen Fettsäuren direkt vom Darm in die Leber verbracht und dort zu Ketonkörpern verarbeitet werden, was viel Energie kostet. Kokosöl ist wohl das einzige Fett, das sogar zu Gewichtsabnahme führen kann und dabei noch bevorzugt das gefährliche Bauchfett dezimiert. Für viele noch immer schwer glaubhaft, aber diese dicke runde Nuss mit ihrem sehr hohen Fettanteil, davon 72 Prozent gesättigten und früher als schädlich verschrienen Fetten, kann das Schlankwerden fördern.

Obendrein steigert sie das sogenannte gute Cholesterin, das HDL, nicht aber das sogenannte böse LDL. Und die Kokosnuss liefert auch noch das wichtigste Keton, die 3-Hydroxybuttersäure. Professor George Cahill von der renommierten Harvard Medical School sagt über sie, sie sei nicht nur eine hocheffiziente Energiequelle fürs Gehirn, sondern (s)ein Supertreibstoff. Sie erlaube ATP, unseren Haupt-Energieträger, noch deutlich besser herzustellen als Glukose. Außerdem schütze sie die Nervenzellen vor jenen Giften, die sowohl bei Alzheimer als auch Parkinson eine so wesentliche Rolle spielten. Obendrein verstärke sie noch die Wirkung von Antioxidantien, erhöhe die Zahl der Mitochondrien und rege die Neuroplastizität der Hirnzellen an.

Allheilmittel für Mensch und Tier

Tatsächlich hat Kokosöl eine Fülle weiterer geradezu zauberhaft erscheinender Eigenschaften, die bis zur Abschreckung von Zecken und Sandflöhen bei Mensch und Tier reichen sollen – und zwar nicht nur bei äußerlicher Anwendung, sondern auch bei reichlichem innerlichem Genuss als Lebensmittel. Auch für die Haut hat es viele Vorteile und vereint so kosmetische mit entzündungshemmenden, also medizinischen Vorteilen. Für die Schleimhäute ist es ebenso gut brauchbar und selbst bei Candida-Befall empfehlenswert. Es hilft gegen Scheidenpilze, sogar prophylaktisch, da es auch eines der angenehmsten und besten Gleitmittel bei sinnlich-erotischen Spielen ist. Seine Katechine, eine Fraktion

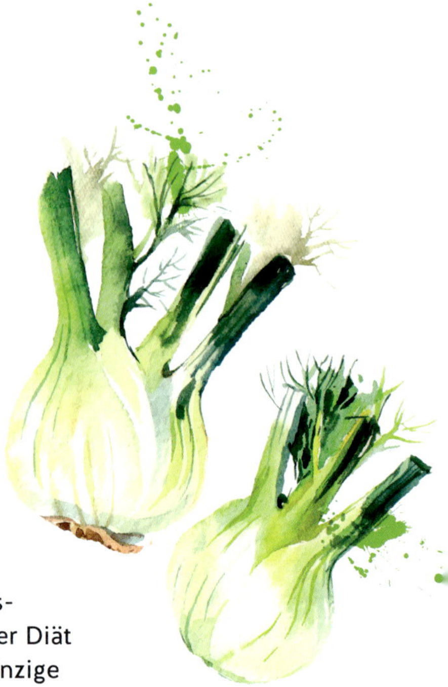

der sekundären Pflanzenstoffe, sind zudem stark wirkende Antioxidantien und haben sich gegen Darmkrebs bewährt. In geringem Maß ist Kokosöl sogar schmerzlindernd.

Natürlich ist auch bei Kokosprodukten auf Bioqualität zu achten und auf fairen Handel. Wir verwenden aus Geschmacks- und Qualitätsgründen nur das „Kokusss"-Öl von Naturella.

Selbstverständlich gibt es – nach dem Polaritätsgesetz – keinen Vorteil ohne Nachteil. Gefäß- und Herzpatienten sollten es natürlich auch mit diesem Fett nicht übertreiben, sondern ihren Ölkonsum insgesamt senken, wie Caldwell Esselstyn in seiner Diät für Herz-Kreislauf-Patienten vorschlägt. Der einzige wirkliche Nachteil ist, dass die Kokosnuss für uns nicht regional ist. Aber es gibt sie immerhin dort, wo auch wir Menschen ursprünglich herkommen, in Afrika. So bleibt sie nicht nur eine ausgesprochen runde Angelegenheit, sondern ein wundervolles, vom Himmel geschicktes Wesen, eine Nuss wie für uns geschaffen – ein dickes Geschenk des himmlischen Vaters.

Mit der Kokosnuss verhält es sich ähnlich wie mit der Kurkuma-Wurzel, die in den modrig-feuchten Tiefen von Asiens Unterwelt wächst und so viel Übel bei der Wurzel packen kann. Sie gilt als Geschenk der Großen Göttin (Kali oder Persephone). Wenn beide, Kurkuma und Kokosnuss, sich in der Currysauce vereinen, paaren sich Yin und Yang, und Geschmack und Gesundheit halten Hochzeit.

KETO-KOST – KOHLENHYDRATE UND PROTEINE

KOMPROMISSE FÜR EIN LEICHTERES UND GESCHMACKVOLLERES LEBEN

Auch hier bei der ketogenen Diät gilt es, nicht zu übertreiben und so über das Ziel hinauszuschießen. Die größte Gefahr besteht darin, wieder Tierprotein zu verzehren, wie bei den Ernährungsempfehlungen der US-Mediziner Perlmutter und Davis, wo alle Kohlenhydrate für alles Übel verantwortlich gemacht werden. Uns geht es vor allem um die raffinierten und glutenhaltigen, und ansonsten ist die Devise, jedes Übermaß zu meiden. Wenn David Perlmutter schreibt: „modernes Getreide zersetzt das Hirn", ist das Wörtchen „modern" zu bedenken. Tatsächlich enthält moderner Hartweizen entsetzlich viel Gluten und genetische Sequenzen wie ATI, und das macht seine Problematik aus. Bei den ATIs handelt es sich um Proteine im Weizen namens Amylase-Tripsin-Inhibitoren, die erst vor wenigen Jahren entdeckt wurden und im Verdacht stehen, für die Weizenunverträglichkeit mancher Menschen mitverantwortlich zu sein, die nicht an Zöliakie leiden. Es kann hier nicht darum gehen, alles Getreide in einen Topf zu werfen und zu verteufeln, und den guten alten Buchweizen, der weder etwas mit Weizen noch mit Büchern zu tun hat und überhaupt kein Getreide ist, gleich noch mit zu verdammen.

Die alten oder glutenfreien Getreide, wie Emmer und Einkorn, Kamut, Hirse, Reis und Mais, oder die sogenannten Pseudogetreide (weil sie keine echten Getreide sind), wie Amarant, Quinoa und Buchweizen, können die meisten gut vertragen, sie sollten nur in einer Keto-Kur ebenfalls reduziert, müssen aber nicht gänzlich gemieden werden. Lediglich wer

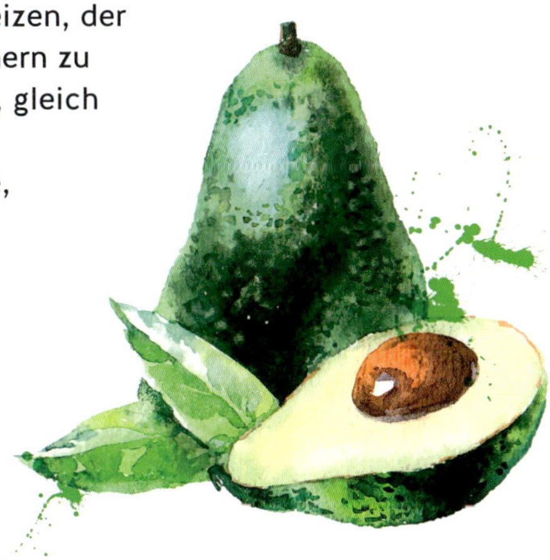

einer strengen Krebs- oder Alzheimer-Diät folgt, sollte auch sie und alle anderen Getreide und überhaupt Kohlenhydrate bis auf deren geringe Mengen in Gemüse meiden.

Ausgewogenheit ist für die allermeisten wichtig. Eine basenreiche Vollwertkost wie in *Peace Food – Vegan einfach schnell* und *Das Lebensenergie-Kochbuch* einerseits und jetzt in der Peace Food-Keto-Kur andererseits beschrieben, können sich sowohl gesundheitlich als auch geschmacklich wundervoll ergänzen.

GLUTEN-FREIHEIT

Nachdem Gluten bei allen neurodegenerativen Krankheitsbildern und auch deren Vorbeugung strikt zu meiden ist, aber auch für alle, die abnehmen oder ihr reduziertes Gewicht halten wollen, ungünstig ist, und weil das Klebereiweiß obendrein einer Mehrheit der Menschen auf verschiedenen Ebenen schadet, wurde es in den Rezepten dieses Buches ebenfalls gleich weggelassen.

Vegan und glutenfrei tut allen gut

In unserer Ernährungsberater-Ausbildung Peace Food zeigten über 80 Prozent der Teilnehmer(innen) bereits nach einer Woche veganer glutenfreier Kost positive Auswirkungen, die von Besserungen bei Darm-, Schlaf- und Hautproblemen bis zu Verbesserungen der Konzentration und des Denkens bis zum Nachlassen von Kopfschmerzen reichten. Insofern sind die Gerichte aus diesem Buch auch gleich noch ein Test bezüglich der Bekömmlichkeit von Gluten.

PFLANZENPROTEIN AUS DER SÜSSLUPINE

Woher gute Proteine für die Keto-Kur nehmen? Die Antwort ist einfach: von Pflanzen natürlich! Auch wenn es moderne Menschen kaum noch glauben wollen: Letztlich stammen alles Eiweiß wie auch alles Fett und alle Kohlenhydrate aus Pflanzen. Hülsenfrüchte wie Erbsen, Linsen und Bohnen sind bessere Eiweißquellen als Tierprotein. Tatsächlich enthalten sie deutlich mehr Eiweiß als Fleisch, Fisch, Milch(produkte) oder Eier. Und der absolute Eiweiß-Star ist die blaue Süßlupine. Auf den Traum von Eiweiß ohne Reue bietet diese Lupinenart die perfekte Antwort.

Lebenswichtig: proteinreiche Kost

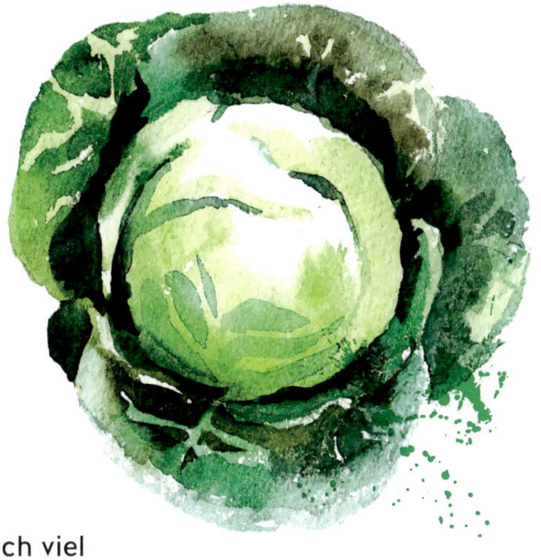

Für alle Krebspatienten und jene mit neurodegenerativen Krankheitsbildern ist proteinreiche Kost (lebens-)wichtig, die möglichst wenige Kohlenhydrate zusätzlich ins Spiel bringt. Proteinreiche Kost ohne viel Fett ist aber auch der Traum sehr vieler Sportler, die Muskelaufbau anstreben und natürlich aller Bodybuilder, die über Initiativen wie die von Alexander Dargatz, Karl Ess oder Patrick Baboumian zur veganen Kost gefunden haben.

Hinzu kommen die vielen, die gern schlank bleiben wollen und sich zusätzlich viel Kraft und die entsprechenden Muskeln wünschen.

Die Lupine ist überhaupt der optimale Begleiter für den modernen Fitness-Lebensstil. Durch den hohen Proteingehalt eignet sich die Pflanze vor allem nach dem Sport für ein proteinreiches „After Workout Meal", um den erhöhten Eiweißbedarf des Körpers zu decken. Muskeln wachsen aber erst, wenn darauf auch noch eine Schlafperiode folgt. Zuerst braucht es den Anreiz, ihnen zu zeigen, dass sie nicht genügen und wachsen müssen, dann sind die dazu notwendigen Bausteine nötig und schließlich der Schlaf, der alles Wachstum, ob körperlich oder geistig, erst ermöglicht.

Für die Erwähnten und somit eigentlich fast alle ist die blaue Süßlupine unter den Hülsenfrüchten ein besonderer Schatz und insgesamt geradezu eine Offenbarung. Sie ist für die Ernährung die günstigste Vertreterin der Hülsenfrüchte, der wissenschaftlich Leguminosen genannten eiweißreichsten Früchte der Erde.

Lupine kontra Schweinefleisch

Deutlich eiweißreicher als Fleisch, Fisch, Eier und Milch(produkte), enthält die blaue Süßlupine je nach Art zwischen 36 und 48 Prozent Gesamteiweiß. Darunter sind alle acht essenziellen Aminosäuren und vor allem auch das in Getreiden seltene Lysin. Insofern greift gegenüber der Lupine nicht einmal das Argument, Schweinefleisch sei so wichtig, weil es alle Aminosäuren enthalte. Obendrein ist diese Wunderpflanze stärke- und gluten- und als Pflanze selbstverständlich laktose- und cholesterinfrei.

Mit dem höchsten Eiweißaufkommen und dem geringsten Fett- und Kohlenhydratanteil ist sie auch viel besser verdaulich und verursacht, im Vergleich zu Erbse und Bohne, erheblich weniger Blähungen. Die Volksweisheit „Jedes Böhnchen ein Tönchen" rührt von dem ziemlich gleichen Anteil an Protein und Kohlenhydraten, das Bohnen auszeichnet, weshalb sie für die Keto-Kost weniger günstig sind als Erbsen. Mit Abstand am besten geeignet ist aber die Süßlupine. So viel Protein bei so wenig Fett ist auch ideal für Sportler und alle, denen es um Muskeln einerseits und eine schlanke Figur andererseits geht.

Kombiniert mit viel gutem Fett wie dem der Kokosnuss, ergeben Süßlupinen die ideale ketogene Nahrung für Krebspatienten. Deshalb haben wir in dieses Buch schmackhafte und heilsame Lupinen-Rezepte aufgenommen, die auch für alle anderen vorteilhaft sind.

Kulturpflanze seit ältester Zeit

Die Liste von Vorteilen dieser Pflanze ist beeindruckend: Sie ist mit einem hohen Gen-Alter gesegnet, weil sie schon im alten Ägypten als Kultur- und Heilpflanze verwendet wurde. Als einheimische Pflanze

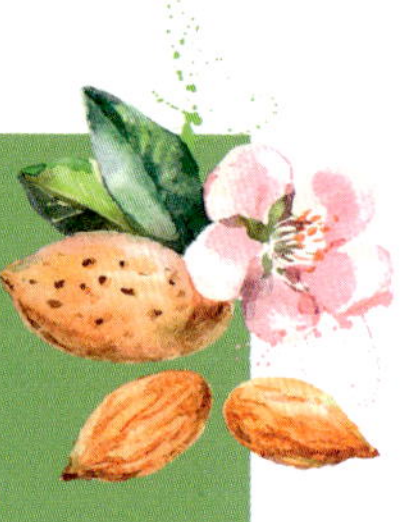

LUPINEN UND SÜSSLUPINEN

Süßlupinenkerne, eingelegt oder getrocknet, Lupinenmehl, -schrot, -flocken und gepresstes Lupineneiweiß als Filets oder Steaks bekommt man im Bioladen, im Reformhaus und inzwischen auch in großen Supermärkten. Die konventionellen Samen von Gartenlupinen, die Sie in Gärtnereien für die Aussaat von Blumen kaufen können, sind nicht zum Verzehr geeignet. Zum einen können sie mit Chemikalien behandelt sein, zum anderen enthalten die Samen der Wilden und der Gartenlupine eine große Menge Bitterstoffe. Diese hat man früher traditionell unter anderem durch langwieriges Wässern entfernt. Inzwischen ist es den Wissenschaftlern gelungen, die Bitterstoffe weitgehend herauszuzüchten und das wertvolle Eiweiß der Süßlupine so für den Menschen leicht zugänglich zu machen. Heute wird die Süßlupine vor allem im ökologischen Landbau kultiviert – hauptsächlich im Osten Deutschlands, da die Pflanze die leichten und durchlässigen Sandböden liebt. Der Name Süßlupine bedeutet übrigens nicht, dass die Samen süß schmecken, sondern lediglich, dass sie nicht – wie früher – bitter sind!

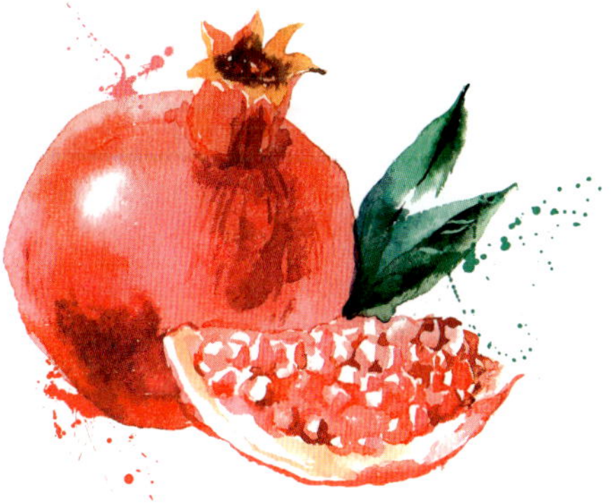

erspart sie lange Transportwege, sie stellt beim Anbau keine großen Ansprüche und kann ohne jede Spezialdüngung und frei von Insekti-, Herbi- und Fungiziden bei uns fast überall in freier Natur gedeihen. Obendrein sieht die blaue Blütenkerze auch noch wunderschön aus und erfreut das Auge. In ihrem geringen Gesamtfett haben Lupinenkerne einen Anteil an hochwertigen ungesättigten Fettsäuren von 85 Prozent.

Ein weiteres Geschenk und Wunder ist die einzigartige basische Wirkung der blauen Süßlupine. Andere Proteine verstärken aufgrund ihrer Aminosäuren die allgemeine Übersäuerung. Die Lupine ist hier die große Ausnahme, was sie für die Krebsdiät so besonders geeignet macht, ist hier doch das saure Milieu als besonders schädlich belegt.

All diese Eigenschaften machen Lupinen-Kost zum idealen Bestandteil basenüberschüssiger Ernährung, die in unseren auf allen Ebenen sauren Zeiten sehr zu empfehlen ist.

Tatsächlich ermöglicht es die Lupine in einzigartiger Weise, aus ihr stark eiweißhaltige Produkte herzustellen, die basisch wirken. Eigentlich sind die Pflanzen, die auf unserem Speiseplan stehen, fast alle basisch. Die wenigen „sauren" Ausnahmen wie zum Beispiel Kichererbsen, Buchweizenmehl, Pseudogetreide und andere Hülsenfrüchte sind dabei noch „gute" Säurebildner, sie bilden nur schwach Säure und liefern dem Körper gleichzeitig eine Menge wertvoller Vitalstoffe. Trotzdem macht sie das für unsere ketogene Kost weniger geeignet als die blaue Süßlupine.

Reich an sekundären Pflanzenstoffen

Deren Ballaststoffanteil beträgt auch noch 15 Prozent und verbessert dadurch die Verdauungsarbeit. Und natürlich enthält die Lupine auch wichtige Mineralien wie Kalium, Kalzium und Magnesium, aber auch Eisen und die Vitamine A und B_1. Ihr Reichtum an den heute als so wesentlich erkannten sekundären Pflanzenstoffen, die krebshemmend und antioxidativ dem Altern und körperlichem Verfall entgegenwirken, wundert da schon gar nicht mehr. Das ist aber ein weiterer Punkt, der sie in der Krebsdiät unverzichtbar macht.

Trotz des extrem hohen Eiweißanteils haben Lupinen im Gegensatz zu anderen Eiweißlieferanten einen außergewöhnlich niedrigen Anteil an Purinen. Aus diesen Kernsäuren entsteht bei ihrem Abbau Harnsäure und somit leicht ein Gicht-Problem. Aber wieder ist es die Lupine, die die Ausnahme schafft. Deshalb ist unsere Keto-Kur, die so viel hochwertiges Lupinen-Eiweiß ins Spiel bringt, im Gegensatz zu anderen Keto-Kost-Formen auch keineswegs gichtfördernd.

Bodenverbessernde Pflanze

Selbst ihre landwirtschaftlichen „Nebenwirkungen“ sind noch überzeugend positiv. Statt dem Boden vor allem Nährstoffe zu entziehen wie andere Pflanzen, führen Lupinen ihm noch welche zu und lockern die Erde auf. Sie holen wie andere Leguminosen Stickstoff aus der Luft und schleusen ihn mithilfe von Bakterien in den Boden. Das machen Hülsenfrüchte wie die Lupine in Kooperation mit kleinen Knöllchen an ihren Wurzeln, in denen sogenannte Rhizobium-Bakterien hausen, die diese Arbeit übernehmen. In einer geradezu zauberhaften Symbiose, die wir uns in mancher Hinsicht als Vorbild nehmen könnten, bekommen sie von der Leguminose dafür Kohlenhydrate, Proteine und Mineralstoffe, und geben im Tausch ihrerseits der Pflanze Phosphat und Stickstoff ab.

All das macht Süßlupinen zu einem Glücksfall für unsere modernen, mehrheitlich ausgelaugten, verfestigten Böden und Esser.

Mit anderthalb Meter langen Pfahlwurzeln bricht die Lupine den Erdboden geradezu auf, um ihm, sich selbst und ihren (Hülsen-)Früchten anschließend mit ihrem hauseigenen Naturdünger gut zu tun.

Selbst die wenigen in der Lupine vorhandenen Kohlenhydrate zeichnen sich noch durch einen ausgesprochen niedrigen glykämischen Index aus, sodass sie bei Krebstherapie und -vorbeugung nicht schaden.

Da sich unser Wachstum körperlich wie seelisch immer nur im Schlaf vollzieht, brauchen wir am Abend weniger Brennstoff (Kohlenhydrate und Fett), aber gegebenenfalls einiges an Proteinen für Regeneration und Muskelaufbau. Auch hier kommt die Süßlupine gerade recht und wird zum Prototyp der Low-Carb-Ernährung. Die meisten Low-Carb-Diäten setzen allerdings auf Tierprotein und drehen deshalb leider ins Ungesunde.

Ideal für die abendliche Proteinmahlzeit

Hier aber ergibt sich ein idealer Ausweg, da pflanzliches Eiweiß im Gegensatz zu tierischem tatsächlich gesund ist. So ermöglicht die Lupine eine nahrhafte, fett- und kohlenhydratarme, eiweißreiche Kost am frühen Abend, der zum Essen immer besser als der späte ist. Diese Ernährung ist abends ideal für allfällige Reparaturen, die in aller Regel Eiweiß brauchen, um neue Strukturen und Grenzflächen aufzubauen.

Zusammenfassend ist die blaue Süßlupine ungleich besser verträglich als andere Hülsenfrüchte, weil deutlich weniger blähend und leicht verdaulich. Ihr Fett- und Kohlenhydratanteil ist ausgesprochen niedrig, und ersterer beruht auf hochwertigen hochungesättigten Fetten, letzterer auf Kohlenhydraten mit sehr geringem glykämischen Index. Lupinen sind bisher weltweit frei von Gentechnik, ihre Inhaltsstoffe lassen sich durch Wasserextraktion schonend verarbeiten. Im Anbau sind sie ausgesprochen anspruchslos, die Pflanzen vertragen Frost und Hitze gleichermaßen, wirken noch als Bodenverbesserer und benötigen weder Dünger noch Spritzmittel.

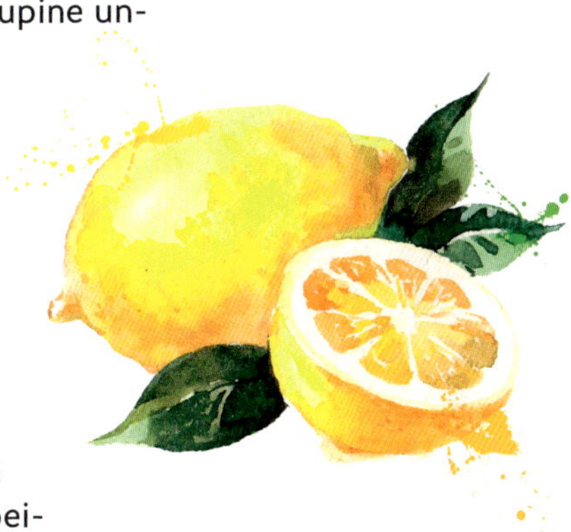

Die blaue Süßlupine scheint sich als ein schattenfreies Geschenk an uns Menschen zu verstehen und alles zu unterlassen, was uns auf irgendeiner Ebene Schaden zufügen könnte. Dass dieses botanische Wunder und Geschenk von Mutter Natur nicht landauf, landab von allen Ernährungsberatern empfohlen wird, lässt sich kaum erklären, außer wieder mit der Tatsache, dass die Nahrungsmittelindustrie weniger Interesse an Gesundheit als an Geschäft hat. Ein empfehlenswertes Kochbuch mit dem Titel *Vegan kochen mit Lupine* gibt es von Christian Wenzel.

LEBENSWÄRME UND KETOGENE KOST

DER KÖRPER BRAUCHT WÄRME

In der Gesundheitsszene geht es viel um Frische und Rohes, das zugegebenermaßen am meisten Vitamine enthält, aber neben der Lebensenergie ist auch die Lebenswärme von entscheidender Bedeutung. Wir sind eben keine Maschinen, bei denen die Abwärme nur stört, sondern wollen uns nach dem Essen nicht nur frisch, fit und energetisiert, sondern auch wohlig warm fühlen. Das ist besonders wichtig bei Krankheitsbildern wie Krebs, wo die Lebenswärme mit fortschreitender Krankheit immer mehr abnimmt.

Abnehmende Körpertemperatur

Wir wissen, dass mit jedem Grad Fieber die Abwehrkraft um ein Grad steigt. Mit 38 Grad ist sie also doppelt so hoch wie mit 37, mit 39 schon viermal so hoch. Das bedeutet aber auch umgekehrt, dass sie mit 36 Grad nur halb so hoch ist wie mit 37. Ärzte und Heilpraktiker gehen immer noch davon aus, dass unsere Körpertemperatur bei 37 Grad liegt, wie wir es in Studium und Ausbildung lernten. Das ist aber gar nicht mehr der Fall. So wie wir in den letzten 100 Jahren durchschnittlich zwei Stunden Schlaf verloren haben, sank auch die durchschnittliche Körpertemperatur kontinuierlich. In den letzten 50 Jahren soll sie – in Japan gemessen – um ein halbes Grad abgenommen haben. Jedenfalls gibt es heute viele Menschen, deren Temperatur weit unter 37 Grad abgefallen ist und damit auch ihre Abwehrkraft.

Die Gründe mögen in der zunehmenden Coolness liegen, mit der wir eine eklatante Herzenskälte entwickeln, in unserem Umgang untereinander, mit den Menschen in den Hungerländern, mit unserem inneren Kind. Der

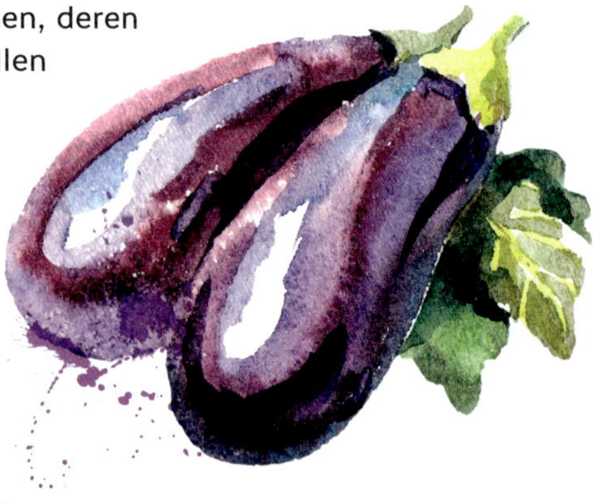

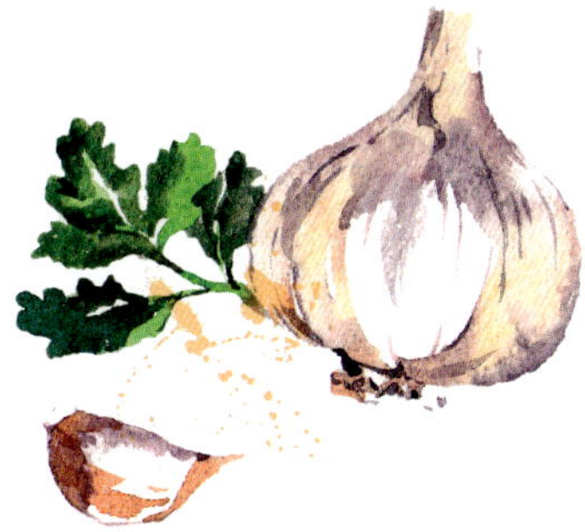

kühle Kopf regiert inzwischen unangefochten und kompromisslos gegen das heiße Herz und gewinnt auch immer öfter etwaige Auseinandersetzungen. Bei unseren üblichen Nachrichtensendungen müsste man mehrfach in Tränen ausbrechen, wir tun es aber nicht, sondern verlernen Mitgefühl und Anteilnahme. Die Herzenswärme nimmt ab und parallel sinkt die Körpertemperatur. Das Fieberthermometer ist ein einfaches und wichtiges Diagnose-Instrument und heute aktueller denn je. Wir kühlen innerlich zu sehr runter, und das liegt auch an vermeintlich gesunder Ernährung und Lebensführung. Bei Fasten, veganer oder Rohkost-Ernährung kann man ganz schön frieren, wenn man wenig Ahnung vom Wesen der Lebensmittel hat. Wer im Winter in unseren Breiten Rohkost isst, wird das merken, wenn er nicht sehr genau über die Wärme-Qualität der Nahrung Bescheid weiß und auf wärmende Wurzelgemüse, Kräuter und Gewürze setzt. Hier kann die chinesische Lehre von der thermischen Qualität der Nahrung helfen, wie in *Geheimnis der Lebensenergie* dargestellt.

Keto-Ernährung schenkt innere Wärme

Jedenfalls macht ketogene Ernährung ein Anheben der Temperatur leichter, da sie sehr gut kalorienreich und nahrhaft zu gestalten ist. Bei zehrenden Krankheitsbildern, die zu Muskelabbau und Verfall führen, ist das besonders wichtig. Wobei das Anheben der Temperatur nicht nur übers Essen, sondern auch durch Bewegung, Infrarot-Sauna, heiße Bäder und ein feuriges, mitreißendes Leben zu gewährleisten ist. Was innerlich heiß macht und für Begeisterung sorgt und das Herz entflammt und brennen lässt, ist gut. Wer die heißen Eisen seines Lebens mutig in Angriff nimmt und das Feuer der Begeisterung am Leben hält, wer für seine Themen brennt, sorgt für genug innere Wärme.

FAZIT: KETO – EINE ERNÄHRUNGSFORM, DIE VORBEUGEN UND HEILEN KANN

Entscheidend für das Ausmaß der Kohlenhydrat-Reduzierung ist natürlich die individuelle Situation. Bei einer Krebsdiät sind Kohlenhydrate noch ungleich konsequenter wegzulassen und auf Getreide sollte weitgehend verzichtet werden. Die Lupine ist hier eine Art Rettungsanker. Bei neurodegenerativen Krankheitsbildern ist vor allem auf Glutenbeziehungsweise ATI-Freiheit und viel gutes Fett als Nervennahrung zu achten.

Ein Fitness-Lebensstil mit Muskelaufbau erfordert dagegen weniger Fett und mehr Eiweiß. Hier wird die Lupine wichtiger als das Kokosöl.

Für eine aus allgemeinen Gesundheitsgründen durchgeführte Keto-Kur ist naturgemäß weniger Strenge notwendig und auch mehr süßes Obst und natürlich mehr Getreide erlaubt.

Aber selbst bei überwiegend strenger ketogener Kost spricht wenig gegen vollwertige Kohlenhydrate aus Bio-Gemüse. Ihr Anteil ist sowieso gering in den allermeisten Gemüsesorten, und die meisten Gemüse haben einen niedrigen glykämischen Index. Aber natürlich spricht alles, und zwar bei jeder Ernährungsform, gegen raffinierte Kohlenhydrate und moderne Getreide. Deren Kleber, der heute bis zu 40 Prozent mehr im modernen Weizen vorhanden ist als in den ursprünglichen Sorten, verkleistert uns im wahrsten Sinne des Wortes das Leben, so wie Milchprodukte es verschleimen.

Die Basis in allen Varianten der Keto-Kur bilden gute Fette und Öle, wie beim Stichwort Öl-Wechsel (siehe Seite 38) beschrieben. Ein ausgewogenes Verhältnis von Omega-3- zu Omega-6-Fettsäuren ist dabei sicherzustellen, damit unser Gehirn stets bestes Fett als Nahrung und zur Eigenregeneration bekommt.

Gute Proteine wie die der Hülsenfrüchte und hier besonders der blauen Süßlupine sind das zweite Standbein der Keto-Kur.

Ansonsten handelt es sich um pflanzlich-vollwertige Kost mit reichlich Gemüse und wenigem aber gutem, sonnengereiftem Obst. Glutenfreie Getreide und Pseudogetreide wie Hirse, Reis, Quinoa, Amarant und die wundervolle Blütenpflanze Buchweizen, sowie gering glutenhaltige ursprüngliche Getreide wie Kamut, Einkorn und Emmer sind in Maßen erlaubt.

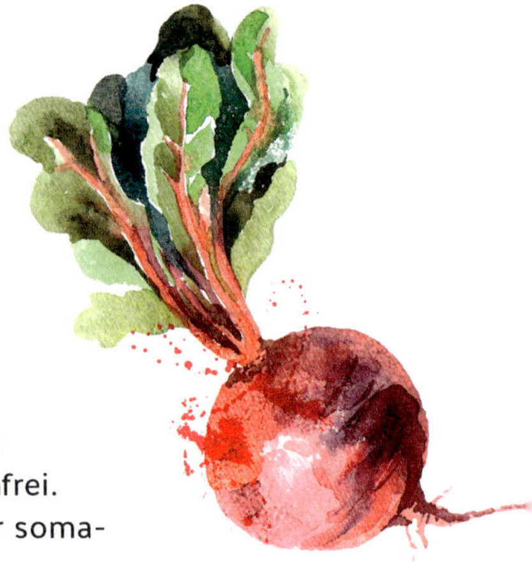

Für Menschen, die Gewicht loswerden wollen, liegt hier die große Chance. Für Krebspatienten und solche mit neurodegenerativen Erkrankungen ist ketogen genauso zwingend wie pflanzlich-vollwertig und für letztere auch glutenfrei. Bei Krankheitsbildern gehört natürlich neben der somatischen Ernährungsebene immer auch die psychische, wie in *Krankheit als Symbol*, dazu. Mit dieser Doppelstrategie kommt zu der von pflanzlich-vollwertig und ketogen und meist auch glutenfrei noch die von Körper und Seele und ergibt ein unglaubliches Heilungs-Potenzial, das mich mit 66 Jahren noch gar nicht ruhen lässt, weil Medizin nie beglückender und erfolgversprechender war.

Ihr
Ruediger Dahlke

TIPPS AUS DER KETO-KÜCHEN-PRAXIS

von Dorothea Neumayr

VEGAN, GLUTENFREI, KETO – WAS DARF MAN DENN DA NOCH ESSEN?

Vorweg die gute Nachricht: Die Keto-Küche ist keine Verzichtsküche!

Die köstlichen Rezepte in diesem Buch sind für Menschen erdacht, die sich nicht nur vegan und ketogen ernähren und entsprechend kochen möchten, sondern die auch gern und mit Genuss essen.

Zu einer ausgewogenen veganen ketogenen Ernährung gehört eine große, bunte Vielfalt an frischen, vollwertigen pflanzlichen Lebensmitteln. Wichtig ist die Qualität der Nahrungsmittel, besonders im Hinblick auf ihren Proteingehalt und – bei den Fetten – auf ihren Gehalt an essenziellen Fettsäuren. Das drastische Reduzieren der Kohlenhydrate dürfte für viele anfangs gewöhnungsbedürftig sein, denn es gibt in der Keto-Küche weder Brot oder Gebäck, wie man es aus der üblichen Ernährung kennt, noch „normale“ Nudeln, Reis oder Müsli.

Dafür werden Nüsse und Saaten, Avocados, Kokosöl, gesunde Pflanzenöle, Gemüse, Pilze und Blattsalate mit aromatischen Kräutern und Gewürzen zu äußerst abwechslungsreichen, genussvollen Rezepten „verzaubert“.

DIE STARS DER KETO-KÜCHE: FETTE

Fette und Öle liefern den Hauptanteil an Kalorien, die der Körper verbraucht, wenn man sich kohlenhydratarm – oder beinahe kohlenhydratfrei – ernährt. Da jedes Öl, jedes Fett, seine ganz eigene Zusammensetzung von wertvollen Inhaltsstoffen hat, sollte man verschiedene Sorten verwenden. Wichtig ist, auf Frische zu achten und auf die richtige Lagerung. So kann man etwa bestes Pflanzenöl

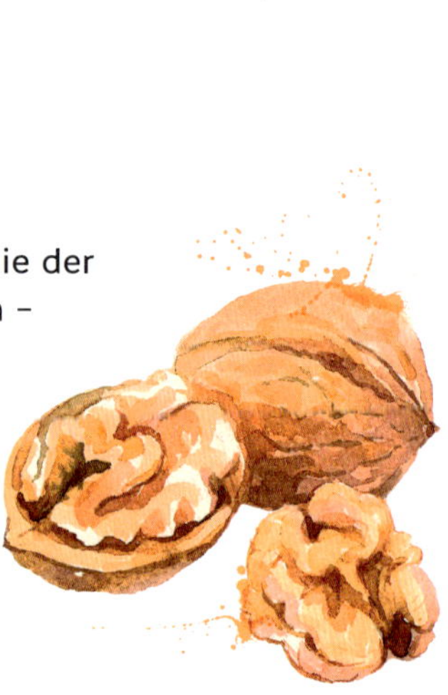

ruinieren, wenn man es zu stark erhitzt, im Licht stehen lässt oder zu lange lagert. Besonders empfindliche Öle wie Lein-, Hanf- und Walnussöl sollten in möglichst kurzer Zeit verbraucht und nach dem Öffnen im Kühlschrank gelagert werden. Olivenöl füllt man in dunkle Flaschen und bewahrt es lichtgeschützt bei Zimmertemperatur auf.

Natives Kokosöl und Olivenöl gehören zu den Basisfetten in der Keto-Küche, Sonnenblumen-, Maiskeim- und Distelöl sowie daraus hergestellte Margarine und Speisen sollte man meiden, da sie viele Omega-6-Fettsäuren enthalten. Kokosöl ist sehr stabil und kann wie Olivenöl bei Zimmertemperatur aufbewahrt werden. Generell sollten Öle nie bis zum Rauchpunkt erhitzt werden.

Um ausreichend Fett zu essen, muss man die Speisen aber nicht in Öl ertränken. In unseren Rezepten verwenden wir viele fettreiche, köstliche Lebensmittel, die für Abwechslung sorgen und neben ihrem wertvollen Fett auch noch eine Menge andere gesunde Inhaltsstoffe mitbringen – neben Proteinen vor allem Vitamine und sogenannte sekundäre Pflanzenstoffe. Avocados, Nüsse, Hanfsamen, Mandeln, Kokosnuss, Kokosmilch sind wichtige Basics, die allesamt viel hochwertiges Fett und weitere gesunde Inhaltsstoffe enthalten und die daneben auch noch hervorragend schmecken. Sie sind außerdem sehr vielseitig verwendbar – so kann man etwa mit einem Nusstopping auf Suppen, Salaten und Gemüsen dem Essen noch einen zusätzlichen „Kick“ mit gesunden Fetten geben.

Zusätzlich empfehle ich, wie beim Italiener, eine Flasche mit bestem nativem Olivenöl auf den Tisch zu stellen. Viele Gerichte lassen sich nach dem Kochen mit einem feinen kalt gepressten Öl verfeinern. Olivenöl passt zu mediterranen Speisen, Mandel- und Macadamianuss-Öl harmonieren hervorragend mit Desserts.

NEBENROLLE: KOHLENHYDRATE

Wer zum ersten Mal in die Keto-Küche schaut, kann sich oft ein Leben ohne „Sättigungsbeilagen“ wie Pasta, Kartoffeln, Reis oder Brot nur sehr schwer vorstellen.

Es gibt aber eine ganze Menge wundervolle Alternativen wie Blumenkohl, fein gerieben als Ersatz für Reis oder Spätzle, Knollensellerie oder ein Mus aus geriebenen Mandeln als Alternative zu Kartoffelpüree, Zucchini und Karotten als Pastavariante, Hanfsamen für ketogene Cracker oder im Keto-Müsli.

Nüsse und Samen sind wichtige Proteinlieferanten und bringen Abwechslung in den Speiseplan, auch im Drink aus Hanf oder Mandeln.

Mein persönlicher Favorit sind Mandeln – gehackt und leicht geröstet als Topping, gerieben zum Binden von Suppen und Saucen, zum Panieren von Gemüse oder als Proviant für den kleinen Hunger zwischendurch, wenn man unterwegs ist.

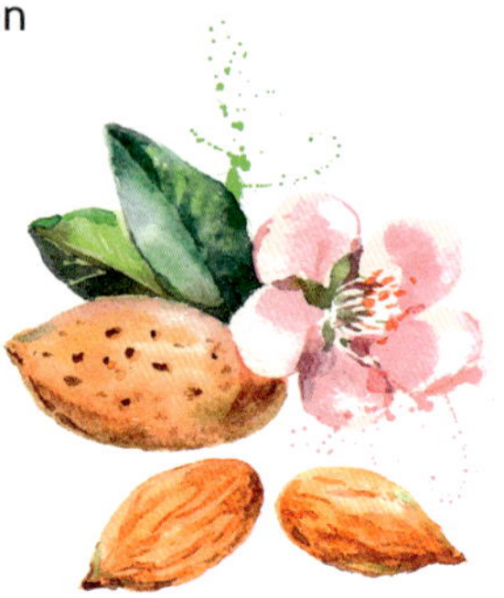

DIE BASIS DER VEGANEN KETO-KÜCHE: GEMÜSE, SALATE, OBST UND CO.

In der veganen Keto-Küche spielen pflanzliche Lebensmittel natürlich die Hauptrolle, sie versorgen uns mit Mikronährstoffen, liefern Ballaststoffe und beschenken uns mit farbenfrohen geschmacklichen Genussmomenten.

Eiweißlieferanten sind die breite Palette an Produkten aus der Süßlupine aber auch Sojaprodukte wie Tofu und Sojabohnenkerne, Pilze, Nüsse und Saaten. Hülsenfrüchte sind ebenfalls eiweißreich, sie enthalten aber auch alle eine Menge Kohlenhydrate, weshalb sie hier nur vereinzelt zum Einsatz kommen. Wer nicht unbedingt abnehmen will, kann sie ab und zu in seinen Speiseplan einbauen, wie etwa in unserem Kichererbseneintopf (siehe Seite 119). Grünes Blattgemüse und Blattsalate gehören auf den ketogenen Speiseplan und können auch in größeren Mengen gegessen oder in grünen Smoothies getrunken werden, da sie arm an verwertbaren Kohlenhydraten sind.

Kohlenhydratarme Gemüsesorten

Zu den stärkearmen Gemüsesorten zählen Artischocken, Auberginen, Blumenkohl, Brokkoli, Fenchel, grüne Bohnen, Grünkohl, Gurken, Kohlrabi, Lauch, grüne Paprikaschoten, Radieschen, Rhabarber, Rosenkohl, Rotkohl, Sauerkraut, Spargel, Stangensellerie, Tomaten, Topinambur, Weißkohl, Wirsing und Zucchini. Zwiebeln sollten nur als Würze verwendet werden.

Pilze sind eine großartige Eiweißquelle. Sie verfügen über eine sehr angenehme Konsistenz, lassen sich vielseitig verarbeiten, liefern einen ausgeprägten Umami-Geschmack, machen satt und haben kaum Kalorien. Unter den Pilzen sind Champignons, Pfifferlinge, Steinpilze und generell Waldpilze zu empfehlen.

Wer nicht auf frisches Obst verzichten möchte, sollte die Ausnahmefrucht Avocado wählen, die man nicht nur mit Olivenöl und Salz essen, sondern auch sehr gut als sahnige Basis in Süßspeisen und Cremes verarbeiten kann.

Darüber hinaus empfehle ich Brombeeren, Erdbeeren, Himbeeren, Johannisbeeren, Stachelbeeren und Papaya. Zitrusfrüchte und Heidelbeeren nur in Maßen. Bananen, Datteln und Weintrauben stehen nicht auf dem Keto-Speiseplan.

Reichlich Kräuter und Gewürze verwenden

In meiner Küche sind frische Kräuter und viele verschiedene Gewürze wichtige Bestandteile schmackhafter, abwechslungsreicher Gerichte. Praktisch alle Gewürze sind sehr kohlenhydratarm und können in der Keto-Küche großzügig eingesetzt werden. Nur die Knollen wie Ingwer und vor allem Knoblauch müssen in der Bilanz mitberechnet werden, da sie kohlenhydratreich sind. Gewürze verbessern nicht nur den Geschmack eines Gerichtes, sie haben auch eine bestimmte Wirkung auf den Körper und unsere Gesundheit. Verwenden Sie deshalb viele unterschiedliche Gewürze, um in den Genuss vieler positiver Wirkstoffe zu kommen. Dabei ist es wichtig, dass die Gewürze frisch und damit voller Wirkstoffe sind und nicht überlagert und „leer". Eine einfache Probe können Sie mit der Nase machen: Wenn ein Gewürz nicht mehr duftet, wenn es nur noch strohig riecht und aussieht, ist es zu lange gelagert und damit wertlos.

Meine Liebe zu den Gewürzen spiegelt sich in meinen Rezepten für dieses Buch wider, Sie können natürlich ganz nach Belieben variieren. Wenn Sie unsicher sind, ob ein Gewürz mit einer Zutat harmoniert oder ob Ihnen eine von mir vorgeschlagene Kombination schmeckt – einfach zuerst eine kleine Portion würzen und kosten. So kann zum Beispiel ein klassisch zubereiteter Spinat mit Muskat gewürzt werden, aber ebenso mit Kurkuma oder Zimt.

Jedes Gewürz hat eine andere gesundheitliche Wirkung, doch eines haben sie alle gemeinsam: Ihr verführerischer Duft lässt schon beim Kochen das Wasser im Mund zusammenlaufen, und das ist bereits der erste Schritt zu einem Wohlgefühl im Körper und einer gesunden Verdauung!

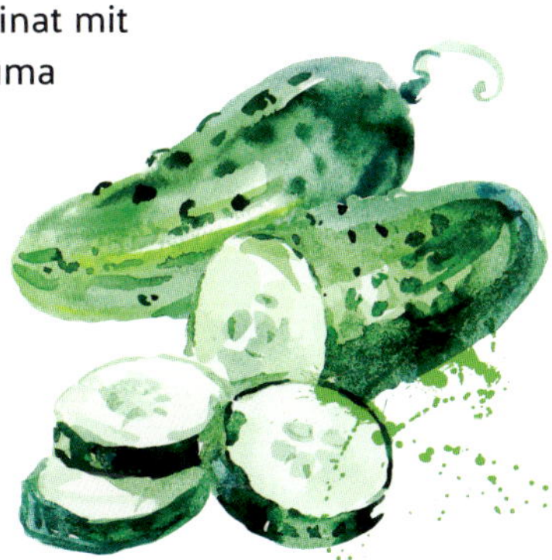

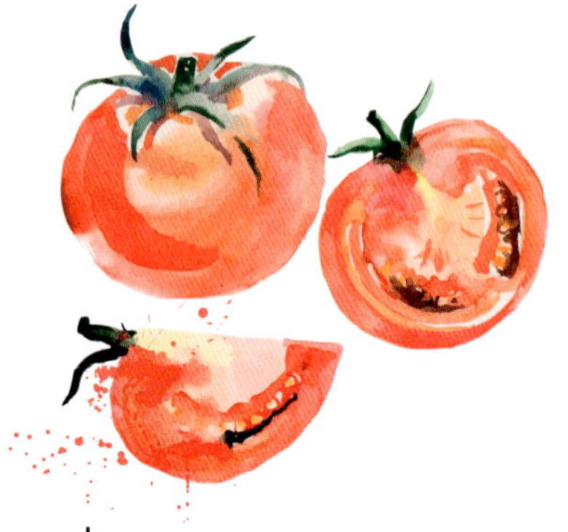

KETO FÜR SÜSSSCHNÄBEL

In unserer Keto-Küche müssen Sie nicht zwangsläufig auf Süßes verzichten. Zucker in allen Formen kommt natürlich weder in die Küche, noch auf den Tisch. Dazu gehören auch die gängigen Zuckerersatzstoffe wie alle Sirupe, also Agaven-, Ahorn- und Zuckerrübensirup, denn Glukose ist Glukose, auch wenn sie im Sirup vorkommt. Und Glukose ist gleich Kohlenhydrate.

In einigen Rezepten haben wir Eryfly verwendet, das ist ein Zuckerersatzstoff namens Erythrit, der keine Kalorien hat, nicht vom Körper resorbiert wird und deshalb auch keine Insulinausschüttung verursacht. Ziel sollte aber sein, das Bedürfnis nach Süße immer mehr zu reduzieren. Mit einer natürlichen Ernährung aus frisch gekochten Speisen werden sich die Süßgelüste allmählich von selbst verringern. Versuchen Sie auch, Lebensmittel und Gewürze zu verwenden, die von selbst leicht süß schmecken. Dazu gehören zum Beispiel Mandeln und Kokosnuss und alle Produkte daraus, also Mandeldrink und geriebene Mandeln, Kokosflocken, Kokosmilch, Kokoscreme und Vanille.

Auf alle Sorten von Trockenobst, einschließlich Rosinen, sollten Sie verzichten. Sie enthalten große Mengen an Kohlenhydraten!

Für den Snack zwischendurch eignen sich nicht nur Mandeln oder Nüsse, sondern auch Kaffee, der mit einem Teelöffel Kokosöl mit dem Pürierstab oder im Blender gemixt wird und dann sahniger, gehaltvoller und auch ein wenig süßer schmeckt.

Wer sich ketogen ernährt, muss mehr als gewöhnlich trinken, weil der Körper mehr Wasser und damit gelöstes Salz und Mineralien ausscheidet. Trinken Sie daher von Anfang an reichlich Wasser und sparen Sie nicht an Salz! Gut geeignet für das Wiederauffüllen des Salz- und Mineralienhaushalts sind auch Gemüsebrühen.

WAS SIE IM VORRAT HABEN SOLLTEN

Mit den folgenden Vorräten könnten Sie eine große Vielfalt an hervorragenden Keto-Gerichten zubereiten und müssten nur noch Obst und Gemüse frisch einkaufen. Natürlich passen Sie Ihre Vorratshaltung aber Ihrem persönlichen Geschmack an. In meiner Küche und meiner Speisekammer habe ich immer Folgendes vorrätig:

Im Kühlschrank: Lein-, Mandel- und Hanföl, verschiedene Tofusorten, verschiedene Drinks wie Hanf-, Soja-, Reis- oder Mandeldrink, Soja cuisine, Kokos- und Sojajoghurt, Alsan (vegane Margarine), veganer Käse, Lupinenprodukte wie Lupinensteaks, -filets und -schnetzel.

Im Gefrierschrank: ungezuckerte Beeren, stärkearme Gemüse wie Spinat und Brokkoli, Rosenkohl, Kräuter.

Im Vorratsschrank: natives Kokos- und Olivenöl, Kokosmilch, Kokoswasser, Balsamicoessig, Bio-Gemüsebrühe in Würfeln oder als gekörnte Brühe, Shirataki-Nudeln (Rohnudeln), Tomatenmark, Kapern, Dijonsenf, getrocknete Pilze, Mandel- und Erdnussmus, Tahin (Sesampaste), Lupinenflocken, Leinsamen, gehackte, geriebene und gehobelte Mandeln und andere Nüsse, gegarte Lupinenkerne (Glas), Sojabohnen (geröstet), Mohnsamen, Kokosflocken und -chips, Sesamsamen, Agar-Agar, Eryfly, sehr dunkle Schokolade mit hohem Kakaoanteil, echtes Kakaopulver.

Im Gewürzregal: Steinsalz, Pfeffer, Muskatnuss, Kardamom, Kurkuma, Curry, Paprikapulver, Koriander, Schwarzkümmel, braune Senfkörner, gemahlene Bourbonvanille, Zimt, Chiliflocken.

Kaufen Sie Gewürze ungemahlen in kleinen Verpackungseinheiten und mahlen Sie sie immer frisch in einer Gewürzmühle oder im Mörser.

Töpfe mit frischen Kräutern wie Basilikum, Thymian, Rosmarin oder Melisse finden auf dem Balkon oder auf dem Fensterbrett Platz. Wer im Herbst reichlich frische Kräuter erntet oder auf dem Markt einkauft, kann sie fein geschnitten einfrieren und hat so einen Vorrat für die kalte Jahreszeit. Zum Trocknen geeignet sind zum Beispiel Thymian, Rosmarin, Salbei, Oregano und Majoran. Manche Kräuter sollten nur frisch oder eingefroren verwendet werden, sie eignen sich nicht zum Trocknen, weil sie Farbe und Aroma verlieren – auch wenn sie getrocknet im Handel erhältlich sind. Dazu gehören Petersilie, Schnittlauch und Basilikum.

KREATIV WERDEN MIT DER KETO-KÜCHE

„Eine selbst gekochte Mahlzeit ist ein großer Liebesbeweis."

Unbekannt

Jeder, der kochen kann, kann auch keto-kochen und jeder, der nicht kochen kann, kann es lernen – in der Keto-Küche läuft er nicht einmal Gefahr, dass die Nudeln zu weich sind oder der Reis anbrennt. Eigentlich ist Keto-Kochen nichts anderes als ganz normales Kochen,

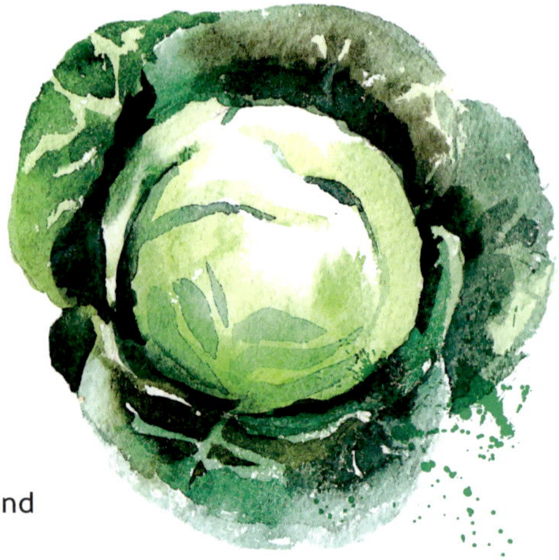

nur ohne Getreidemehl, Kartoffeln, Reis, Mais, Nudeln und Zucker und mit sparsamem Verwenden einiger anderer Zutaten wie stärkehaltiger Gemüse und vieler Obstsorten.

Unsere Keto-Küche zuzubereiten macht sogar Spaß, denn sie ist wirklich etwas ganz Besonderes.

Man lernt neue Zutaten und Zubereitungsmöglichkeiten kennen, kombiniert anders, erlebt neue Geschmacksvarianten und beschenkt sich so immer wieder neu.

Seien Sie offen und bereit, etwas Neues auszuprobieren und kombinieren Sie, was Ihnen gefällt und schmeckt! Wir haben versucht, die Rezepte so einfach wie möglich anzulegen, sodass man fast alles problemlos im Supermarkt oder Bioladen kaufen kann. Manches gibt es im Asialaden, kann aber auch gut weggelassen oder ersetzt werden.

Nehmen Sie die Rezepte nur als Anregung, experimentieren und variieren Sie mit den auf den vorhergehenden Seiten genannten Lebensmitteln nach Ihrem eigenen Geschmack und Ihrer Fantasie. Sie werden begeistert sein!

Wer abnehmen möchte, kombiniert seinen Blattsalat zum Beispiel mit einem kalorienarmen Dressing. Wer richtig satt werden oder wer zunehmen möchte, kann jedes Rezept problemlos mit ein oder zwei Löffeln Olivenöl zusätzlich oder einem knusprigen Topping aus Nüssen und Samen anreichern oder mit einer anderen Beilage kombinieren, die mehr Fett enthält. Drinks und grüne Smoothies sind eine optimale Ergänzung für Menschen mit erhöhtem Kalorienbedarf, wer aber abnehmen möchte, kann damit ein Frühstück ersetzen. Durch dieses freie Kombinieren können viele neue Variationen und Eigenkreationen entstehen.

Lesen Sie das Rezept, das Sie nachkochen wollen, zuerst einmal zur Gänze durch, damit Sie ein Gefühl für das Gericht bekommen und wissen, wie die Zubereitung abläuft. So haben Sie während des Kochens mehr Ruhe.

Bereiten Sie alles, was Sie waschen, schälen, schneiden müssen, schon vor, bevor das eigentliche Kochen beginnt. Dieses „mis en place“ spart Zeit und hilft dabei, sich ganz auf den Kochvorgang zu konzentrieren.

KETO-KOCHEN UND DIE FAMILIE

Wenn Sie allein oder zu zweit ketogen essen möchten, aber die ganze Familie am Tisch sitzt, ergänzen Sie Ihr Keto-Gericht mit Nudeln, Kartoffeln oder Reis. Bringen Sie zusätzlich eine Gemüsebeilage, mehr Obst und ein Dessert auf den Tisch, und schon steht an Ihrem Keto-Tag eine Mahlzeit für die ganze Familie oder auch für Gäste auf dem Tisch!

Und ... vergessen Sie nicht, Ihre liebevoll zubereiteten Speisen schön und kreativ angerichtet zu servieren!

Es liegt mir am Herzen, dass die Basis jedes guten Essens die Achtsamkeit ist.

Achten Sie beim Einkauf auf beste Qualität und hochwertige Zutaten und behandeln Sie alle Lebensmittel mit Respekt und Dankbarkeit.

Machen Sie sich bewusst, dass Liebe die wichtigste Zutat aller Gerichte ist, damit sie nicht nur dem Körper, sondern auch der Seele guttun. Deshalb wünsche ich Ihnen, dass Sie mit diesem Buch die Liebe zum Selberkochen finden und dass Sie entdecken, wie inspirierend und kreativ Kochen und Essen sein kann.

Ihre
Dorothea Neumayr

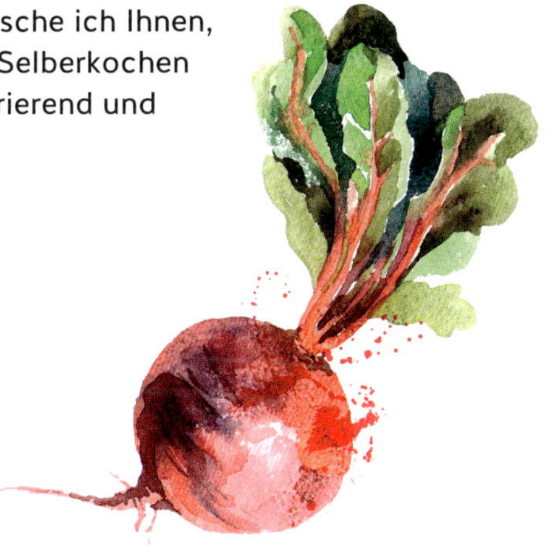

DAS KETO-24-STUNDEN-PROGRAMM

Nehmen Sie sich für den Anfang nicht zu viel vor: Beginnen Sie mit einem Keto-Tag und stellen Sie fest, wie gut er Ihnen tut! Je nach Ihrer individuellen Tagesplanung wählen Sie den Menüvorschlag für den Bürotag, den Familientag oder den Urlaubstag.

FOLGENDE VORRÄTE SOLLTEN SIE IM HAUS HABEN:

FÜR DEN BÜROTAG:

Kokosmilch, Mandeldrink, Mandeln, Hanfsamen, Leinsamen, Kokosflocken, Kokosmehl, Leinmehl, Linsenmehl, glutenfreie Haferkleie, natives Olivenöl, Knoblauchzehen, Zitronen, Granatapfelsirup, Weinessig, Tomatenmark, Paprikapulver, Chiliflocken, Kreuzkümmel, Gemüsebrühe (Pulver, Würfel oder selbst gemacht), Muskatnuss, gemahlene Vanille, Zimtstange, Salz, Pfeffer, Kakaopulver, Eryfly

FÜR DEN FAMILIENTAG:

Kokosmilch, Mandeldrink, Kürbiskerne, Mandeln, Mandelblättchen, Hanfsamen, Leinmehl, Sojaflocken, grüne Pistazien, glutenfreie Haferflocken, vegane Margarine, Senfmehl, natives Olivenöl, Zitrone, rote Zwiebel, Knoblauchzehen, Balsamicoessig, Tomatenmark, Gemüsebrühe (Pulver, Würfel oder selbst gemacht), Salz, Pfeffer, getr. Thymian, Zimtpulver, Vanilleschote, gemahlene Vanille, Muskatnuss, Kakaopulver, Eryfly

FÜR DEN URLAUBSTAG:

Kokosmilch, Mandeldrink, Mandelmus, Hanfsamen (geschält und ungeschält), Haselnüsse, Leinsamen, geschälter Sesam, Lupinenkerne (getrocknet und gegart aus dem Glas), Lupinenschrot, Kokosflocken, Kokosmehl, Kokoswasser, Leinmehl, Linsenmehl, glutenfreie Haferkleie, Shirataki-Nudeln, Kaffee, natives Kokosöl, natives Olivenöl, Hanföl, Sesamöl, Zwiebeln, Möhren, Zitronen, Balsamicoessig, Rosmarin, Thymian, Tomatenmark, Currypulver, Paprikapulver, Chiliflocken, Kreuzkümmel, Schwarzkümmel, braune Senfkörner, Fenchelsamen, Ajowan, Kardamomsamen, Koriandersamen, Kurkuma, Gemüsebrühe (Pulver, Würfel oder selbst gemacht), gemahlene Vanille, Zimtstange und -pulver, Salz, Pfeffer, Kakaopulver, Eryfly

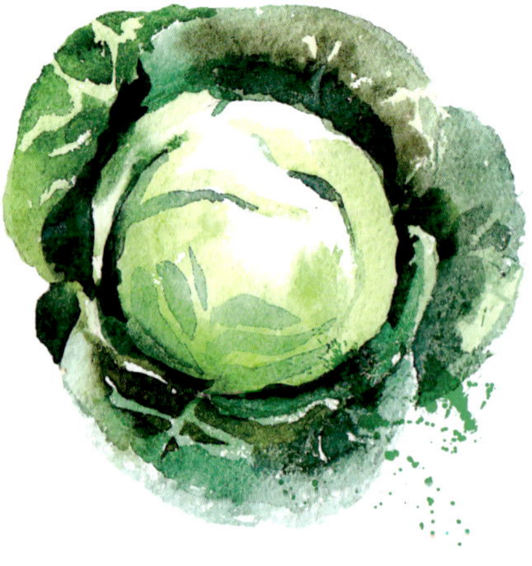

MENÜVORSCHLÄGE FÜR EINEN BÜROTAG ODER EINEN URLAUBSTAG ODER EINEN FAMILIENTAG

1. BÜROTAG: Frühstück + Lunchpaket + abends warm

FRÜHSTÜCK: Kokosporridge (S. 71), dazu Wasser, Tee, Kaffee oder Frühstückskakao (S. 71)

MITTAGS: Auberginenpüree mit Tomaten (S. 140), dazu Knäckebrot (S. 76)

ABENDS: Kanarische rote Mojosauce mit Grillgemüse (S. 111), dazu Mandelpolenta (S. 144)

EINKAUFSLISTE FÜR 2 PERSONEN
2 mittelgroße Auberginen (evtl. mehr für das Grillgemüse am Abend), 2 Frühlingszwiebeln, je ½ Bund Minze und Petersilie, 2 Fleischtomaten, Granatapfel, 500 g rote Paprikaschoten, 1 rote Chilischote, Zucchini (für das Grillgemüse), Rosmarin, Thymian

2. URLAUBSTAG: langes Frühstück + Imbiss am Nachmittag + abends warm

FRÜHSTÜCK: Beerenshake (S. 68), Knäckebrot (S. 76) mit pikantem Lupinenaufstrich (S. 76) oder Avocado-Lupinen-Aufstrich (S. 79), dazu Wasser, Tee, Kaffee oder Frühstückskakao (S. 71)

NACHMITTAGS: Avocado-Chicorée-Salat mit Papaya (S. 91), Topping mit Hanfsamen (S. 91), Eiskaffee (S. 152)

ABENDS: Kokos-Ingwer-Suppe (S. 100), Indischer Blumenkohl (S. 115), Brokkoli-Lupinen-Dal (S. 112), Papaya-Limetten-Creme (S. 148)

EINKAUFSLISTE FÜR 2 PERSONEN
150 g frische Beeren, 3 Chilischoten, 3 Avocados, 120 g Chicorée, 300 g Papaya, 2 Limetten, 1 Blumenkohl, 200 g Brokkoli, 3–4 Tomaten Petersilie, Basilikum, Minze, Thymian, frischer Ingwer, Kaffirlimettenblätter, Koriandergrün, 250 g Sojajoghurt Vanille oder Natur

3. FAMILIENTAG: Frühstück + mittags warm + abends warm/mit KH-Beilagen für die Familie

FRÜHSTÜCK: Powermüsli (S. 72), dazu Wasser, Tee, Kaffee oder Frühstückskakao (S. 71)

MITTAGS: Lupinensteak mit Mandelkruste (S. 128), Fenchelsalat mit Pistazien (S. 84) (+ für die Familie: Kartoffelbrei), Mousse au chocolat (S. 151)

ABENDS: Caponata – Auberginenragout (S. 144), Mandelpolenta (S. 144) (+ für die Familie: Caponata mit Naturreis)

EINKAUFSLISTE FÜR 2 PERSONEN (entsprechend der Anzahl der Esser hochrechnen; KH-Beilagen für die Familie nicht aufgeführt)
2 Orangen, 1 Apfel, 100 g frische Beeren, 2 Fenchelknollen, 1 Frühlingszwiebel, Kopf- oder Romanasalat, 2 Avocados, 1 Aubergine, 2 Fleischtomaten, 4 Lupinensteaks, schwarze Oliven, Kapern, Kapernäpfel, Basilikum, Petersilie, Minze, 200 g Sojajoghurt Vanille oder Natur, vegane Schlagcreme

DAS KETO-WOCHENEND-PROGRAMM

Ein Wochenende ist die beste Gelegenheit, dem Körper etwas Gutes zu tun. Nach drei Keto-Tagen mit unseren Rezepten werden Sie schon einen Effekt bemerken: Sie fühlen sich leichter und aktiver, auch die Waage lässt schon einen Abwärtstrend erkennen. Wenn Sie auf den Geschmack gekommen sind, können Sie die Keto-Ernährung auch während der Woche beibehalten oder einfach am kommenden Wochenende wiederholen. Je nach Ihrer individuellen Wochenendplanung wählen Sie die Reihenfolge der Tagesmenüs nach Belieben.

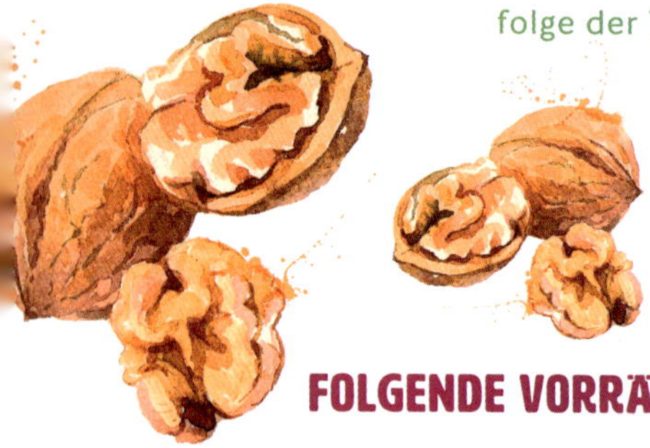

FOLGENDE VORRÄTE SOLLTEN SIE IM HAUS HABEN:

Kokosmilch, Kokosflocken, Mandeldrink, Mandelmus, Hanfsamen, Leinsamen, Linsenmehl, glutenfreie Haferkleie, glutenfreie Haferflocken, Sojaflocken, Sojamehl, Mandeln, evtl. Walnüsse (ersatzweise Mandeln), Haselnüsse, Pinienkerne, geschälter Sesam, ungesalzene Erdnüsse, cremige Erdnussbutter, Lupinenflocken, Kürbiskerne, Sonnenblumenkerne, Kichererbsen (Glas), Lupinenkerne (Glas), natives Olivenöl, natives Kokosöl, Rapsöl, Leinöl, Leindotteröl, Kürbiskernöl (nach Belieben), Apfelessig, Balsamicoessig, Zwiebeln, Orangensaft, vegane Margarine, Dijonsenf, Gemüsebrühe + Gemüsefond (Pulver, Würfel oder selbst gemacht), Salz, Pfeffer, Knoblauchzehen, Chiliflocken, Tomatenmark, Paprikapulver edelsüß, Schwarzkümmel, Kreuzkümmel, Zimtstange, Anissamen, Hefeflocken, braunes Senfmehl, Rosmarin, Thymian, Salzflocken, evtl. Steinpilzpulver, Muskatnuss, Espresso, Zimtpulver, Vanilleschote, gemahlene Vanille, Kakaopulver, Eryfly

MENÜVORSCHLÄGE FÜR EIN WOCHENENDE

1. FREITAG: Frühstück + Lunchpaket + abends warm

FRÜHSTÜCK: Beerenshake (S. 68), dazu Wasser, Tee, Kaffee oder Frühstückskakao (S. 71)

MITTAGS: Glasierte Rote Bete mit Hummus (S. 96; Hummus und Rote Bete in getrennten Gefäßen transportieren), Müsliriegel (S. 75)

ABENDS: Überbackener Tofu mit Selleriepüree (S. 127), Mousse noir (S. 151)

2. SAMSTAG: langes Frühstück + Snack am Nachmittag + abends warm

FRÜHSTÜCK: Möhren-Apfel-Rohkost mit Kakao (S. 147), Mandelsmoothie (S. 68), Powermüsli (S. 72), dazu Wasser, Tee, Kaffee oder Frühstückskakao (S. 71)

NACHMITTAGS: Avocado-Gurken-Suppe (S. 99), Knäckebrot (S. 76)

ABENDS: Erdnusssuppe (S. 100), Gemüsegulasch mit Tofu (S. 135), Mousse au chocolat (S. 151)

3. SONNTAG: Frühstück + mittags warm + abends kalt

FRÜHSTÜCK: Mandelsmoothie (S. 68), Zucchini-Cracker (S. 79), Avocado-Lupinen-Aufstrich (S. 79), dazu Wasser, Tee, Kaffee oder Frühstückskakao (S. 71)

MITTAGS: Sellerie-Topinambur-Püree mit Kräuterpesto (S. 143), Lupinensteak mit Mandelkruste (S. 128), Joghurt-Cappuccino (S. 152)

ABENDS: Rote-Bete-Carpaccio mit Nüssen (S. 88), Champignon-Pesto (S. 107), Knäckebrot (S. 76)

EINKAUFSLISTE FÜR 2 PERSONEN

250 g Beeren, 5 kleine Rote Beten mit Grün, 5 Äpfel, schwarze Oliven, 200 g Nusstofu, 400 g Knollensellerie, 1 Schalotte, 2 Möhren, Zitronen, 2 Orangen, 5 Avocados, 2 Limetten, 1 Chilischote, 1 Gurke, 1 Stange Staudensellerie, 1 Jungzwiebel, 1 gelbe Paprikaschote, 2 Zucchini (à ca 200 g), 1 Fleischtomate, 150 g Knollensellerie, 150 g Topinambur, 200 g Ochsenherztomaten, 250 g braune Champignons, Petersilie, Dill, Basilikum, Rosmarin, Thymian, Minze, 1 Bund gemischte Kräuter, 4 Lupinensteaks, 1450 g Sojajoghurt Vanille oder Natur, 300 g Soja cuisine, 250 g Tofu geräuchert, vegane Schlagcreme, 200 g Zartbitterschokolade (70 % Kakao)

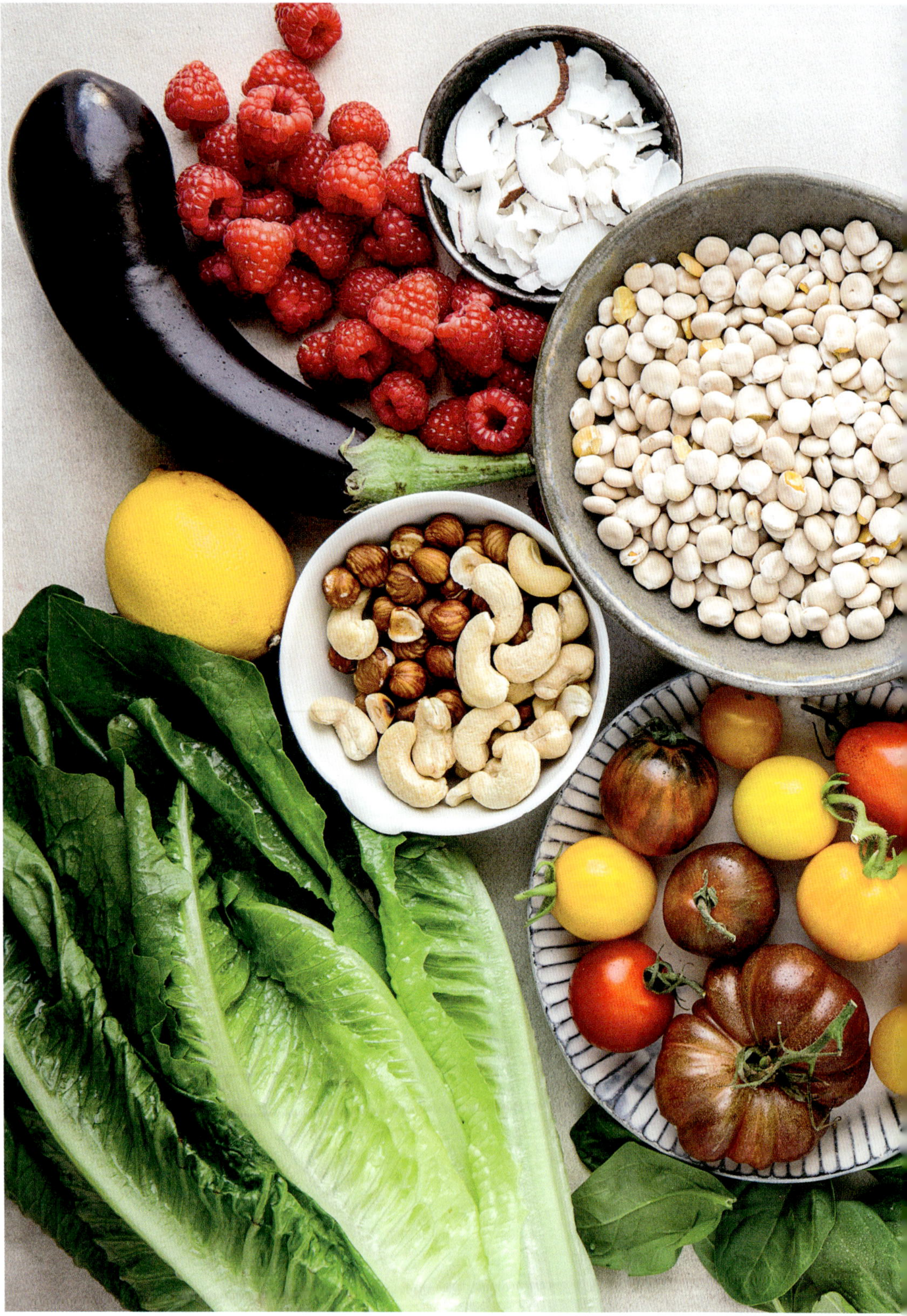

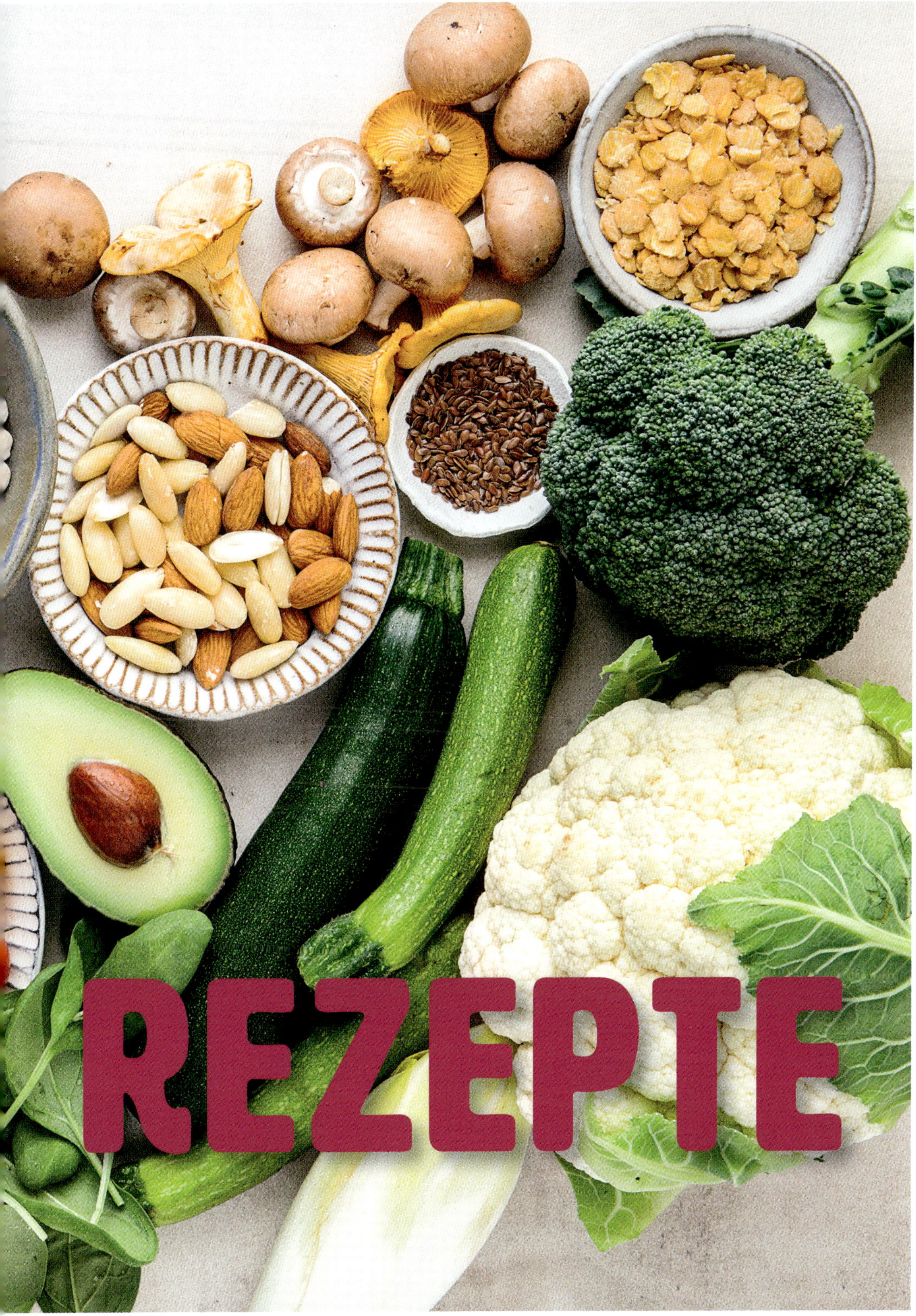

REZEPTE

MANDELSMOOTHIE

Rezept von Dorothea Neumayr

Für 2 Portionen

60 g weißes Mandelmus
300 g Sojajoghurt Vanille oder Natur
1 TL Zitronensaft

TIPP
Dieser Smoothie ersetzt ein Frühstück, wenn es schnell gehen muss.

Alle Zutaten mit 100 ml Wasser im Mixer gut vermischen, bei Bedarf noch etwas mehr Wasser zugeben.

BEERENSHAKE

Rezept von Dorothea Neumayr

TIPP
Wer den Shake lieber flüssiger mag, füllt ihn mit ein wenig Mineralwasser auf.

Für 2 Portionen

150 g frische Beeren der Saison (z. B. Erdbeeren, Himbeeren, Heidelbeeren)
200 ml Mandeldrink
250 g Sojajoghurt Vanille oder Natur
2 TL Mandelmus
½ TL gemahlene Vanille

1. Die Beeren verlesen, eventuell vorsichtig waschen und trocken tupfen. Große Erdbeeren eventuell etwas zerkleinern.
2. Alle Zutaten in den Mixer geben und gut pürieren.

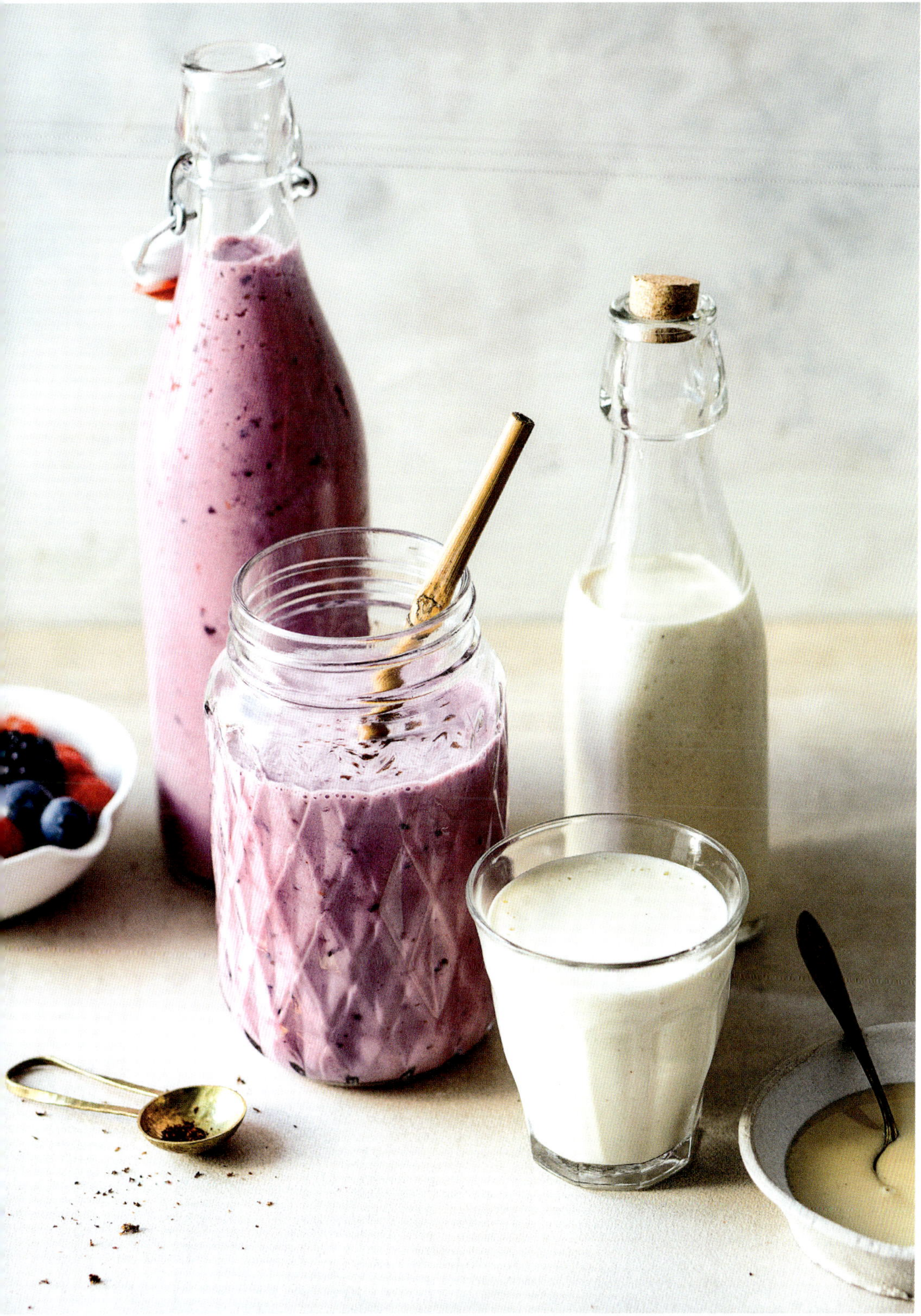

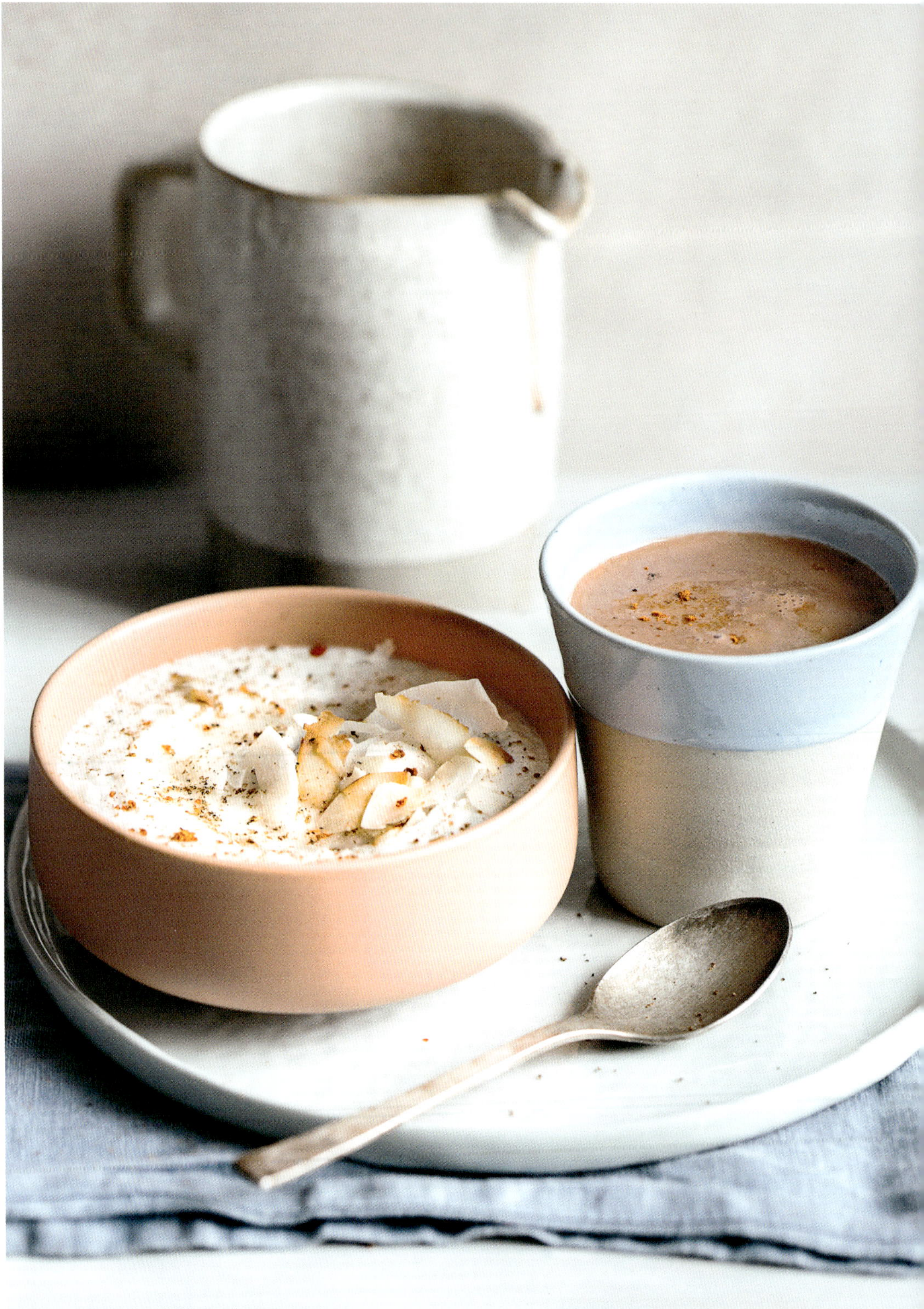

FRÜHSTÜCKSKAKAO

Rezept von Dorothea Neumayr

Für 2 Portionen

4 TL Kakaopulver
½ TL gemahlene Vanille
1 TL Eryfly (siehe Tipp Seite 75)
200 ml Kokosmilch
150 ml Mandeldrink

TIPP
Für ein wenig Schärfe sorgt eine Messerspitze Cayenne im Kakao. Sehr dekorativ: den Kakao mit Chiliflocken bestreuen.

Alle Zutaten in einem Topf glatt rühren und langsam erhitzen, aber nicht aufkochen. In zwei große Tassen füllen, auf Trinktemperatur abkühlen lassen und servieren.

KOKOSPORRIDGE

Rezept von Dorothea Neumayr

Für 2 Portionen

2 EL Kokosflocken
300 ml Kokosmilch
¼ TL gemahlene Vanille
1 Stück Zimtstange
1 Prise Salz
2 EL Kokosmehl
1 EL Leinmehl
1 EL Eryfly (nach Belieben; siehe Tipp Seite 75)
1 TL Chiliflocken

1. Kokosflocken in einer Pfanne ohne Fett goldgelb rösten.

2. Kokosmilch mit Vanille, Zimtstange und 1 Prise Salz aufkochen. Beide Mehlsorten langsam einrühren, bis die Kokosmilch etwas eindickt.

3. Die Zimtstange entfernen, den Porridge in zwei Schälchen füllen und nach Belieben mit Eryfly süßen.

4. Mit den gerösteten Kokosflocken und Chiliflocken bestreut servieren.

POWERMÜSLI

Rezept von Dorothea Neumayr

Für 2 Portionen

2 Orangen
je 20 g Kürbiskerne und geschälte Mandeln
1 Apfel
200 g Sojajoghurt Vanille oder Natur
200 ml Mandeldrink
50 g Sojaflocken
je 20 g Hanfsamen und glutenfreie Haferflocken
½ TL Zimtpulver
¼ TL gemahlene Vanille
etwas Eryfly (nach Belieben; siehe Tipp Seite 75)
100 g frische Beeren der Saison zum Garnierent

1. Die Orangen halbieren und den Saft auspressen.

2. Kürbiskerne und Mandeln grob hacken. Den Apfel schälen und fein reiben.

3. Alle Zutaten gut miteinander vermengen, eventuell noch etwas Mandeldrink zugeben.

4. Die Beeren verlesen und vorsichtig waschen.

5. Das Müsli in Schälchen füllen und mit frischen Beeren garniert servieren.

MÜSLIMISCHUNG FÜR DEN VORRAT

Rezept von Dorothea Neumayr

Für 2 Portionen

je 20 g Mandelblättchen und Mohnsamen
10 g Haselnüsse
je 10 g geschälte Hanfsamen, geschälter Sesam, Kokoschips und Chiasamen
30 g geschroteter Leinsamen

1. Mandelblättchen in einer Pfanne ohne Fett goldbraun rösten und abkühlen lassen.

2. Haselnüsse grob hacken, ebenfalls rösten und abkühlen lassen.

3. Alle Zutaten miteinander vermischen und am besten in einem Schraubglas aufbewahren.

TIPP

Mir schmeckt das Müsli am besten mit Mandeldrink oder Kokosjoghurt und Beeren wie Himbeeren oder Heidelbeeren.

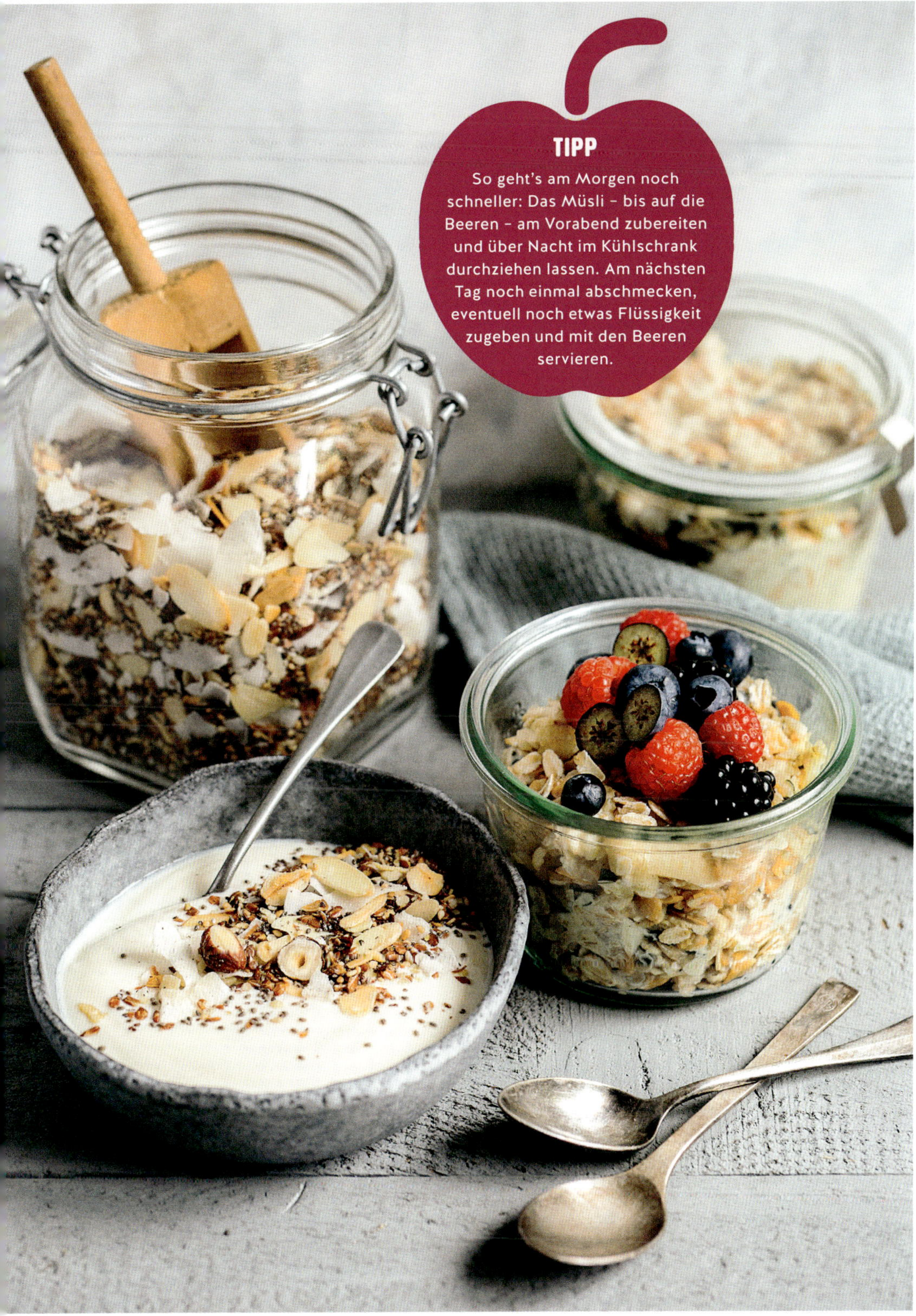

TIPP

So geht's am Morgen noch schneller: Das Müsli – bis auf die Beeren – am Vorabend zubereiten und über Nacht im Kühlschrank durchziehen lassen. Am nächsten Tag noch einmal abschmecken, eventuell noch etwas Flüssigkeit zugeben und mit den Beeren servieren.

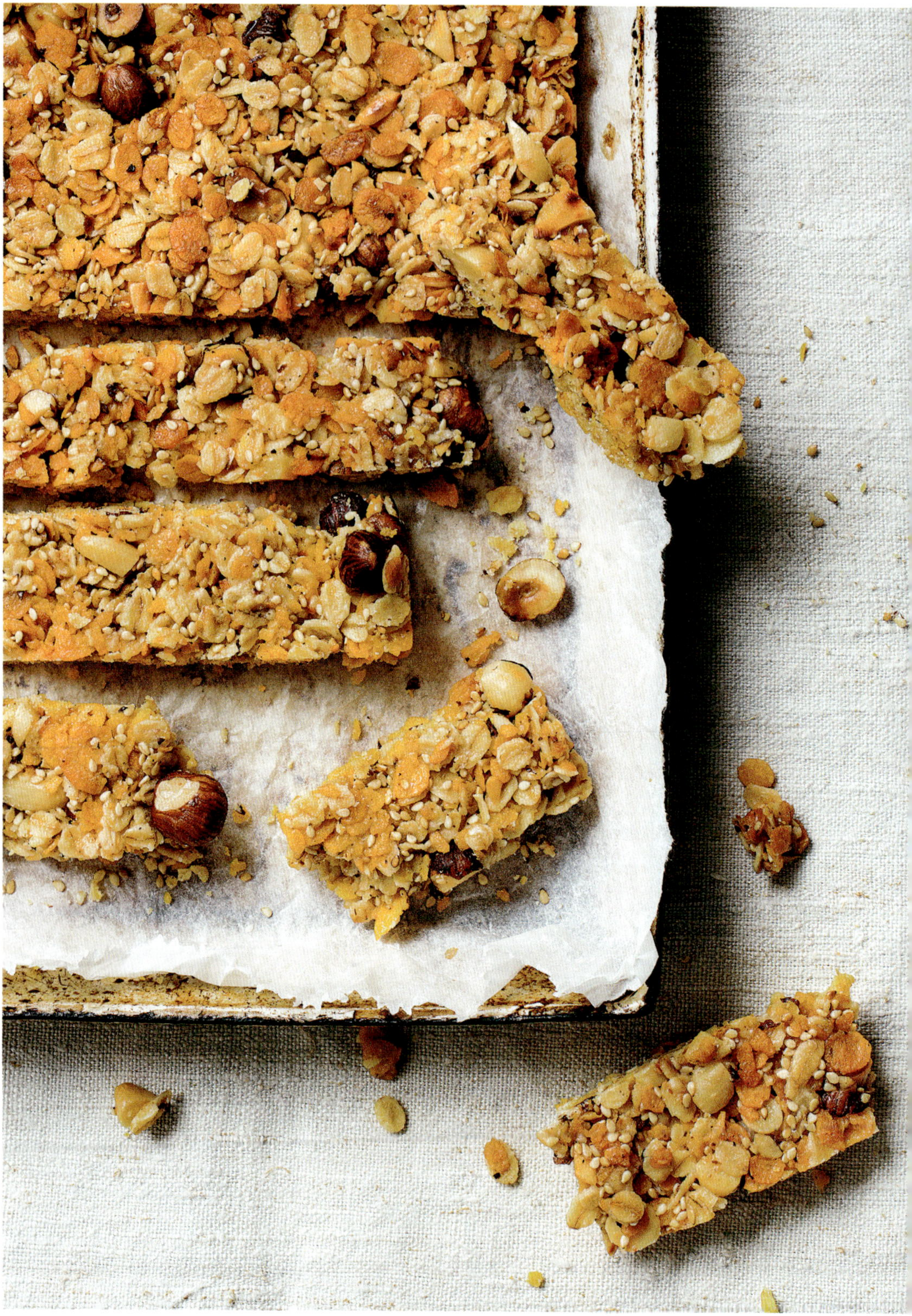

MÜSLIRIEGEL

Rezept von Dorothea Neumayr

Für ein kleines Backblech (36 x 26 cm)

150 g geschälte Mandeln
100 g Haselnüsse
200 g glutenfreie Haferflocken
100 g Lupinenflocken
50 g geschälter Sesam
200 g vegane Margarine
200 g Eryfly (siehe Tipp)
1 Prise Salz

1. Mandeln und Haselnüsse grob hacken und zusammen mit Hafer- und Lupinenflocken und Sesam in einer Pfanne ohne Fett rösten, bis sie duften.

2. Vegane Margarine mit Eryfly und Salz in einen kleinen Topf geben und unter Rühren aufkochen. Vom Herd ziehen und mit Nüssen und Flocken vermischen. Den Backofen auf 160 °C Umluft vorheizen.

3. Ein Backblech mit Backpapier auslegen, die Masse darauf streichen und mit einer Palette oder den Fingern glatt drücken.

4. Die Müsliriegel im Backofen etwa 20 Minuten backen, bis sie goldbraun sind. Das Blech herausnehmen und die Masse etwas abkühlen lassen. Sobald sie nur noch lauwarm, aber noch weich ist, in Riegel schneiden. Die ausgekühlten Riegel in einer Blechdose aufbewahren.

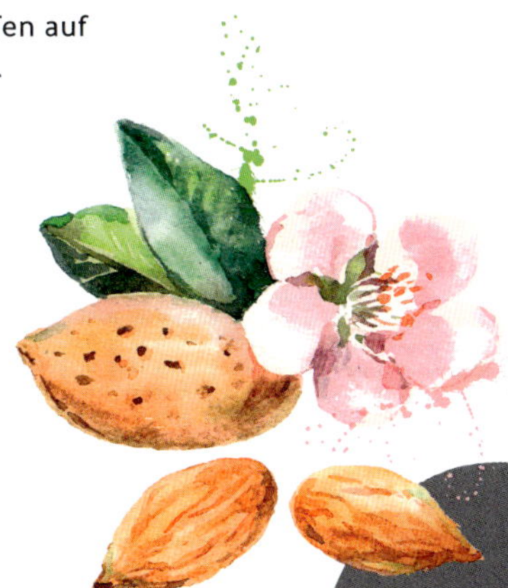

TIPP

Eryfly ist enzymatisch vergorene Glukose aus natürlichen Quellen. Es süßt weniger intensiv als Zucker – am besten einfach ausprobieren, wie viel Süße für den persönlichen Geschmack ausreicht. Der Vorteil von Eryfly: Es verursacht keine Insulinausschüttung und hat null Kalorien.

GLUTENFREIES KNÄCKEBROT

Rezept von Dorothea Neumayr

Für etwa 12 Scheiben

4 TL Hanfsamen
40 g geschroteter Leinsamen
30 g Linsenmehl
25 g glutenfreie Haferkleie
Salz
frischer Rosmarin oder Thymian

1. Hanfsamen, Leinsamen, Linsenmehl und Haferkleie mit 1 Prise Salz und 75 ml Wasser mischen und 5 Minuten quellen lassen.

2. Rosmarin oder Thymian waschen und trocken tupfen, Nadeln bzw. Blättchen abstreifen, fein hacken und unterrühren.

3. Den Backofen auf 180 °C Umluft vorheizen. Ein Backblech mit Backpapier auslegen, den Teig mit einem nassen Löffel darauf verteilen und flach drücken.

4. Das Knäckebrot im vorgeheizten Backofen auf der mittleren Schiene 5–10 Minuten backen. Ausgekühlt in Scheiben brechen.

PIKANTER LUPINENAUFSTRICH

Rezept von Dorothea Neumayr

Für 2 Portionen

50 g getrocknete Lupinenkerne
½ Chilischote
½ kleine weiße Zwiebel
1 Knoblauchzehe (nach Belieben)
50 g Möhre
50 ml Hanföl
1 TL Kurkuma, 1 EL Tomatenmark
1½ EL weißer Balsamicoessig
Salz, Pfeffer aus der Mühle
2 EL Chiliflocken

1. Lupinenkerne unter fließendem Wasser gut abspülen und in eine Schüssel füllen. ½ l Wasser aufkochen und über die Samen gießen. Zugedeckt 1 Stunde quellen lassen und in ein Sieb abgießen.

2. Die Chilischote waschen, längs halbieren und die Kerne entfernen. Chilischote fein hacken. Zwiebel und Knoblauchzehe schälen und ebenfalls fein hacken. Die Möhre waschen, putzen und würfeln.

3. 2 EL Hanföl in einer Pfanne erhitzen, Zwiebel und Knoblauch darin glasig andünsten, Möhrenwürfel zugeben und 3 Minuten mitbraten. Chilischote und Kurkuma zufügen und kurz mitrösten. Lupinenkerne und Tomatenmark zugeben, einmal umrühren und mit dem Essig ablöschen.

4. Die Masse mit 1 EL Öl in den Mixer geben und fein pürieren. Mit Salz und Pfeffer würzen und mit Chiliflocken bestreuen.

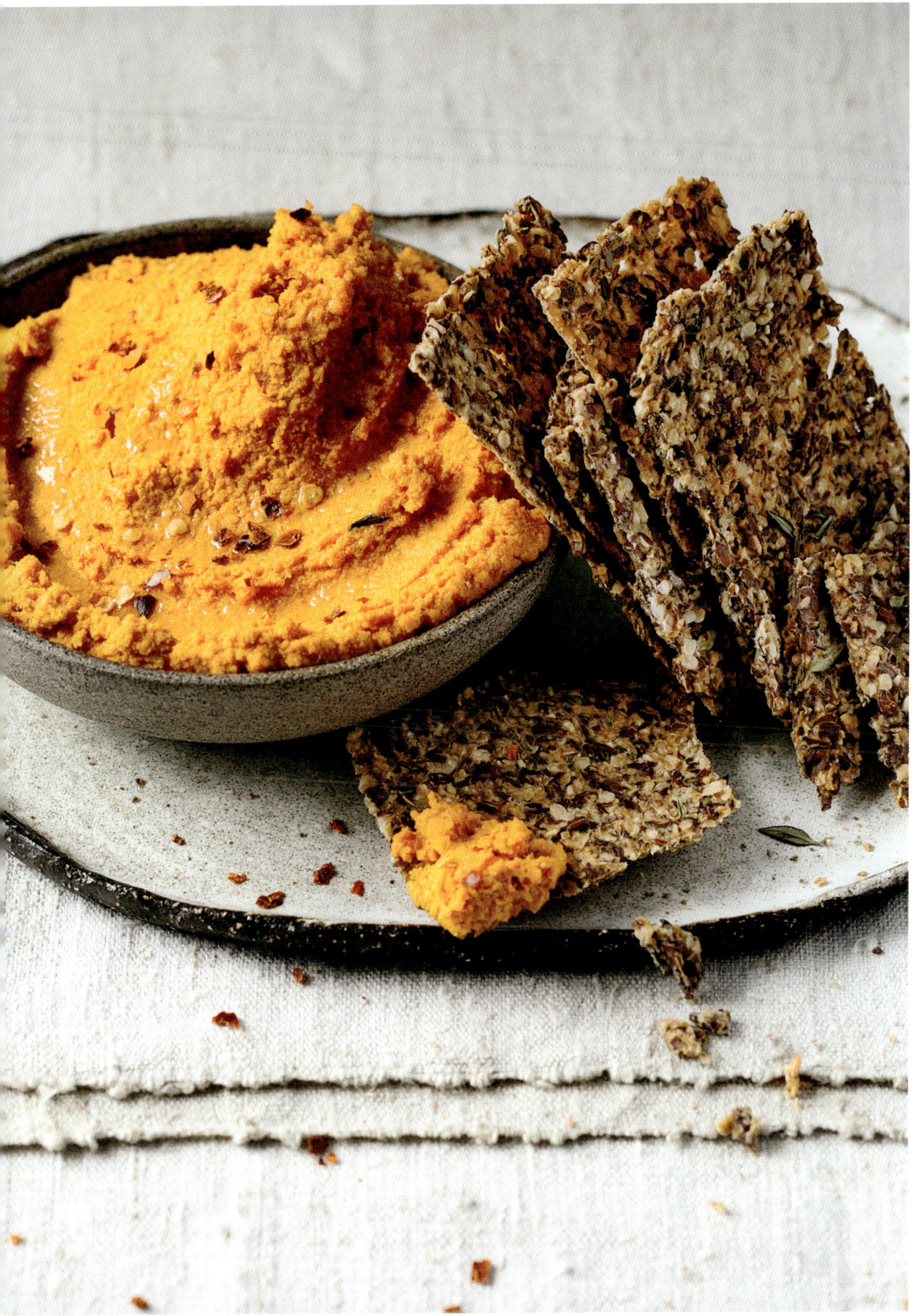

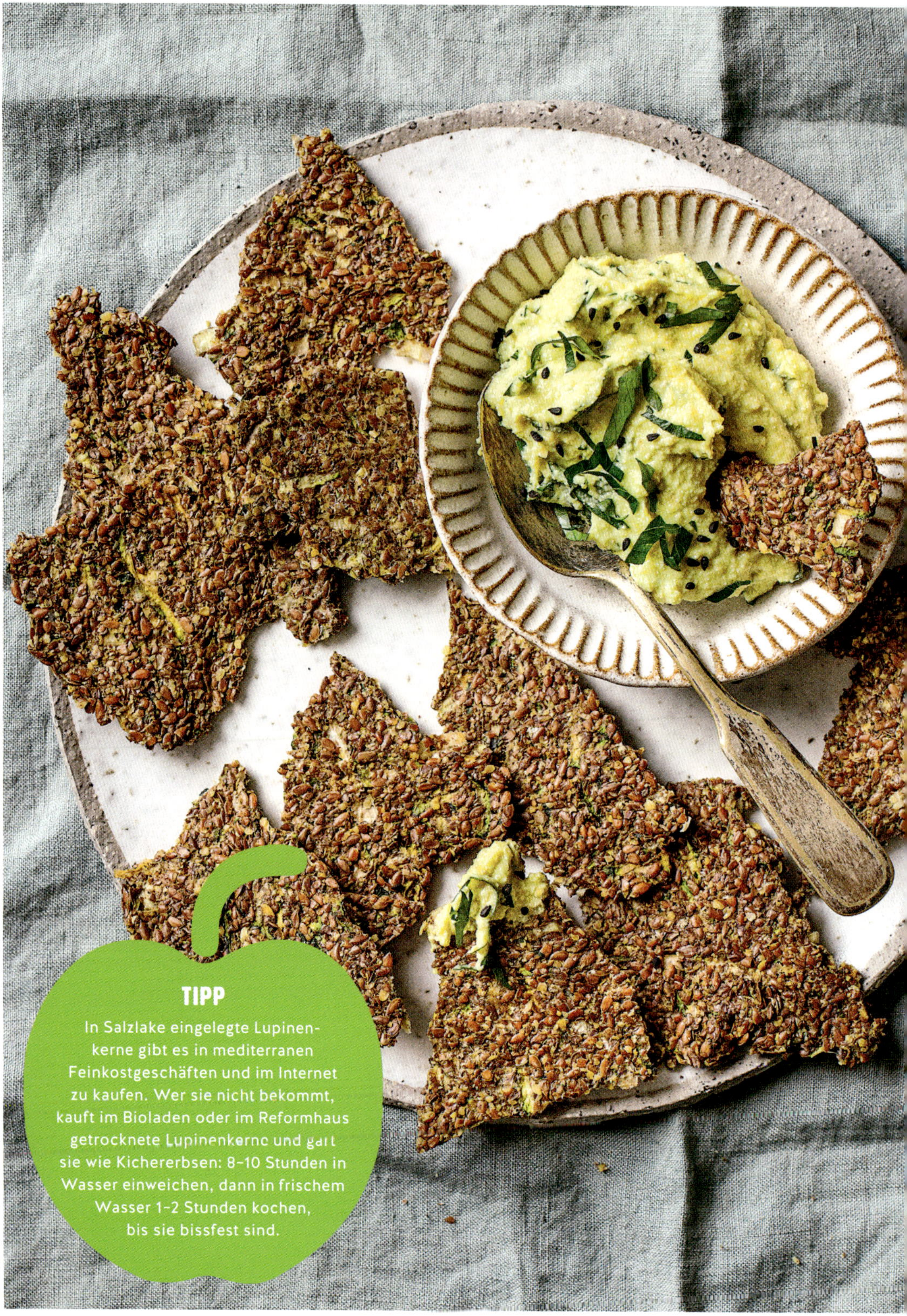

TIPP

In Salzlake eingelegte Lupinenkerne gibt es in mediterranen Feinkostgeschäften und im Internet zu kaufen. Wer sie nicht bekommt, kauft im Bioladen oder im Reformhaus getrocknete Lupinenkerne und gart sie wie Kichererbsen: 8–10 Stunden in Wasser einweichen, dann in frischem Wasser 1–2 Stunden kochen, bis sie bissfest sind.

TIPP
Man kann die Masse auch gut in einem Dörrgerät trocknen lassen.

ZUCCHINI-CRACKER

Rezept von Dorothea Neumayr

Für 2 Portionen

30 g weiße Zwiebel
200 g Zucchini
1 TL frische Rosmarinnadeln
100 g Leinsamen
Salz

1. Zwiebel schälen und fein hacken. Zucchini waschen, putzen und fein raspeln. Rosmarin waschen, trocken tupfen und mit dem Leinsamen im Mixer grob schroten. Alle Zutaten mit etwas Salz gut vermengen.

2. Ein Backblech mit Backpapier belegen und die Masse gleichmäßig dünn aufstreichen. Das Blech in den Backofen schieben und auf 50 °C Ober-/Unterhitze schalten. Die Zucchinimasse etwa 3 Stunden trocknen lassen, wenden und weitere 3 Stunden trocknen.

3. Herausnehmen und in grobe Stücke brechen oder in Dreiecke schneiden.

AVOCADO-LUPINEN-AUFSTRICH

Rezept von Dorothea Neumayr

Für 2 Portionen

2 vollreife Avocados
Saft von ½ Zitrone
½ Knoblauchzehe (nach Belieben)
50 g gegarte Lupinenkerne (siehe Tipp)
1 EL natives Olivenöl
2 Stängel glatte Petersilie
Salz, Pfeffer aus der Mühle
1 EL Schwarzkümmel

1. Avocados halbieren, den Kern entfernen, das Fruchtfleisch herauslösen und in Stücke schneiden. Mit dem Zitronensaft in den Mixer geben.

2. Knoblauch schälen und fein hacken. Lupinenkerne in einem Sieb abtropfen lassen. Alles mit dem Olivenöl zu den Avocados in den Mixer geben und fein pürieren.

3. Petersilie waschen, trocken tupfen, fein hacken und unterrühren. Den Aufstrich mit Salz und Pfeffer abschmecken und mit Schwarzkümmel bestreut servieren.

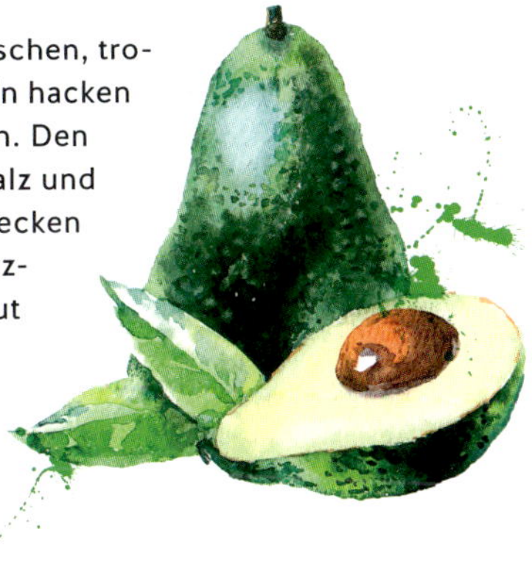

AUBERGINENKAVIAR

Rezept von Dorothea Neumayr

Für 2 Portionen

2 Knoblauchzehen (nach Belieben)
je 2 frische Zweige Thymian und Rosmarin
1 große Aubergine
3 EL natives Olivenöl
Meersalz
3 Stängel glatte Petersilie oder Basilikum
Pfeffer aus der Mühle
1 Msp. Bio-Gemüsebrühe (Instant)

1. Knoblauchzehen schälen und grob schneiden. Thymian und Rosmarin waschen und trocken tupfen.

2. Aubergine waschen, längs halbieren, und das Fruchtfleisch jeder Hälfte einmal längs tief einschneiden. Kräuterzweige und Knoblauchstücke in die Einschnitte geben. Die Hälften leicht salzen und mit dem Olivenöl beträufeln.

3. Die Auberginen mit der Hautseite nach unten auf ein mit Backpapier belegtes Backblech setzen, in den Backofen schieben und auf 160 °C Ober-/Unterhitze schalten. Die Auberginen etwa 45 Minuten garen, bis sie weich sind, eventuell gegen Ende der Garzeit mit Backpapier abdecken.

4. Die Kräuterzweige entfernen. Das Auberginenfleisch mit einem Löffel aus der Schale lösen und nach Belieben grob oder fein hacken. Petersilie waschen und trocken tupfen, die Blättchen abzupfen, fein hacken und unter das Auberginenfleisch mischen.

5. Den Auberginenkaviar mit Salz, Pfeffer und Gemüsebrühe abschmecken.

VARIANTE

Noch cremiger: Das Auberginenfleisch mit 1–2 EL Tahin (Sesammus), Zitronensaft und Olivenöl pürieren, mit Salz, Pfeffer und gehackter Petersilie abschmecken.

TIPP

Schmeckt köstlich als Dip zu Rohkost und zu gegrilltem Gemüse.

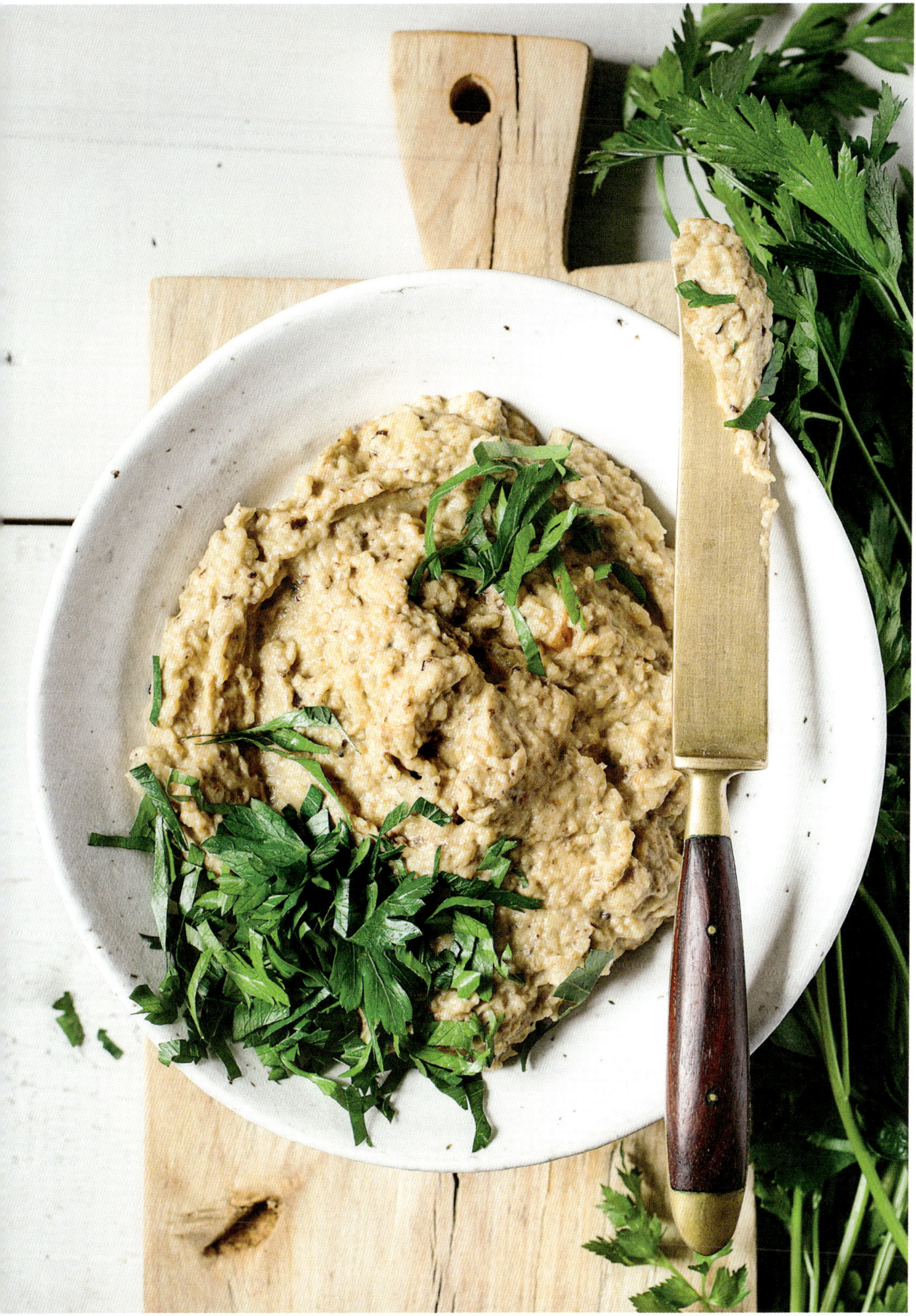

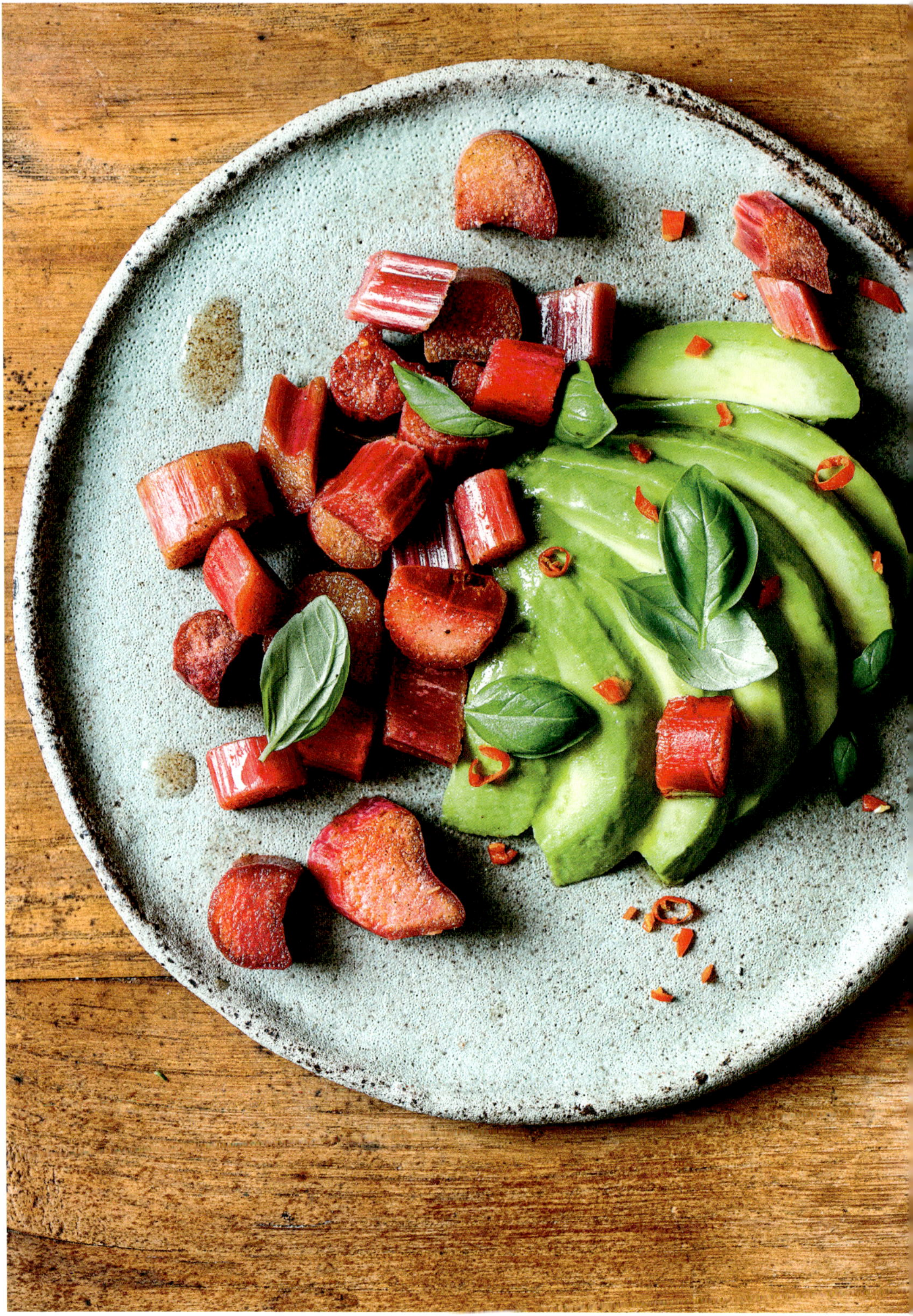

AVOCADO-CARPACCIO MIT OFEN-RHABARBER

Rezept von Georg Heinrich

Für 2 Portionen

200 g Rhabarber
2–3 TL Eryfly
1 Prise Zimtpulver
1 große oder 2 kleine Avocados (etwa 300 g)
½ Chilischote
Saft von ½ Zitrone
Salz
50 ml natives Olivenöl
einige Basilikumblätter zum Garnieren

1. Den Backofen auf 200 °C Ober-/Unterhitze vorheizen. Den Rhabarber putzen und waschen, die Schale abziehen, und die Stangen schräg in 1 cm dicke Stücke schneiden. Mit 1–2 TL Eryfly und Zimtpulver vermischen. Die Mischung auf einem Backblech oder in einer kleinen Auflaufform ausbreiten und etwa 6 Minuten im heißen Ofen garen.

2. In der Zwischenzeit die Avocado schälen, halbieren, den Kern entfernen und das Fruchtfleisch der Länge nach in dünne Scheiben schneiden. Als Fächer auf zwei Portionstellern anrichten.

3. Für die Marinade die Chilischote waschen, abtrocknen und klein hacken. Dabei je nach gewünschter Schärfe die Kerne entfernen (dann wird's milder) oder mit zerkleinern (dann wird's schärfer). Chili mit Zitronensaft, 1 TL Eryfly, 1 Prise Salz und Olivenöl in ein Schraubglas geben. Den Deckel zuschrauben, die Marinade durch kräftiges Schütteln vermischen und rasch über den Avocadofächern verteilen, damit sie nicht braun werden.

4. Basilikumblätter waschen, trocken tupfen und in Stücke zupfen. Den gegarten Rhabarber aus dem Ofen nehmen und auf dem Avocado-Carpaccio verteilen, mit den Basilikumblättern garnieren.

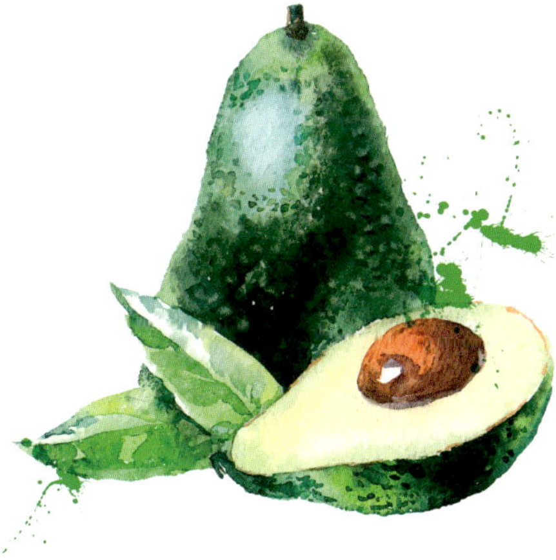

FENCHELSALAT MIT PISTAZIEN

Rezept von Dorothea Neumayr

Für 2 Portionen

2 Fenchelknollen
½ Bund frische Minze
1 Frühlingszwiebel
3 EL natives Olivenöl
Salz, Pfeffer aus der Mühle
½ Kopf fester Kopfsalat oder Romanasalat
50 g grüne Pistazien
1 TL abgeriebene Schale einer Bio-Zitrone
1 EL weißer Balsamicoessig

1. Fenchelknollen putzen und waschen, Strunk und Stiele entfernen. Den Fenchel in hauchdünne Scheiben hobeln, das Fenchelgrün fein hacken. Minze verlesen, waschen und trocken tupfen. Frühlingszwiebel putzen, waschen und in feine Ringe schneiden.

2. In einer Pfanne 2 EL Olivenöl erhitzen und die Frühlingszwiebel andünsten. Fenchelscheiben zugeben und bei mittlerer Hitze unter Rühren bissfest garen, salzen und pfeffern.

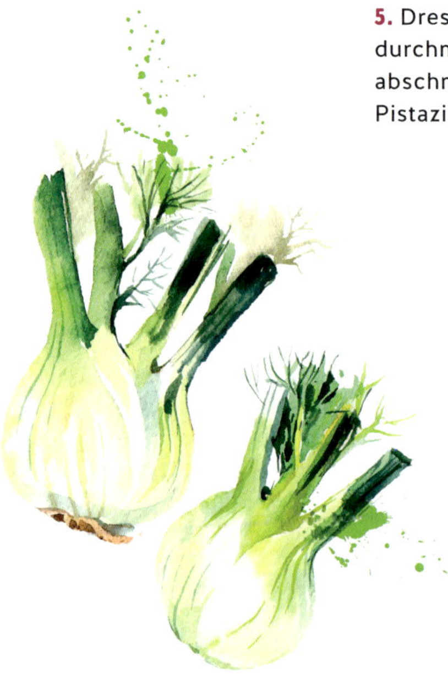

3. Den Kopfsalat putzen, waschen und trocken tupfen. Die Blätter in feine Streifen schneiden und in eine Schüssel geben. Die Hälfte der Minze fein zupfen und mit dem geschmorten Fenchel und dem Fenchelgrün auf dem Salat verteilen.

4. Pistazien und restliche Minze grob hacken. Die Hälfte der Pistazien, Minze und Zitronenschale im Mörser fein zerkleinern. Mit dem restlichen Öl, Essig, Salz und Pfeffer zu einem Dressing verrühren.

5. Dressing über den Salat träufeln, gut durchmischen, den Salat noch einmal abschmecken und mit den restlichen Pistazien bestreut servieren.

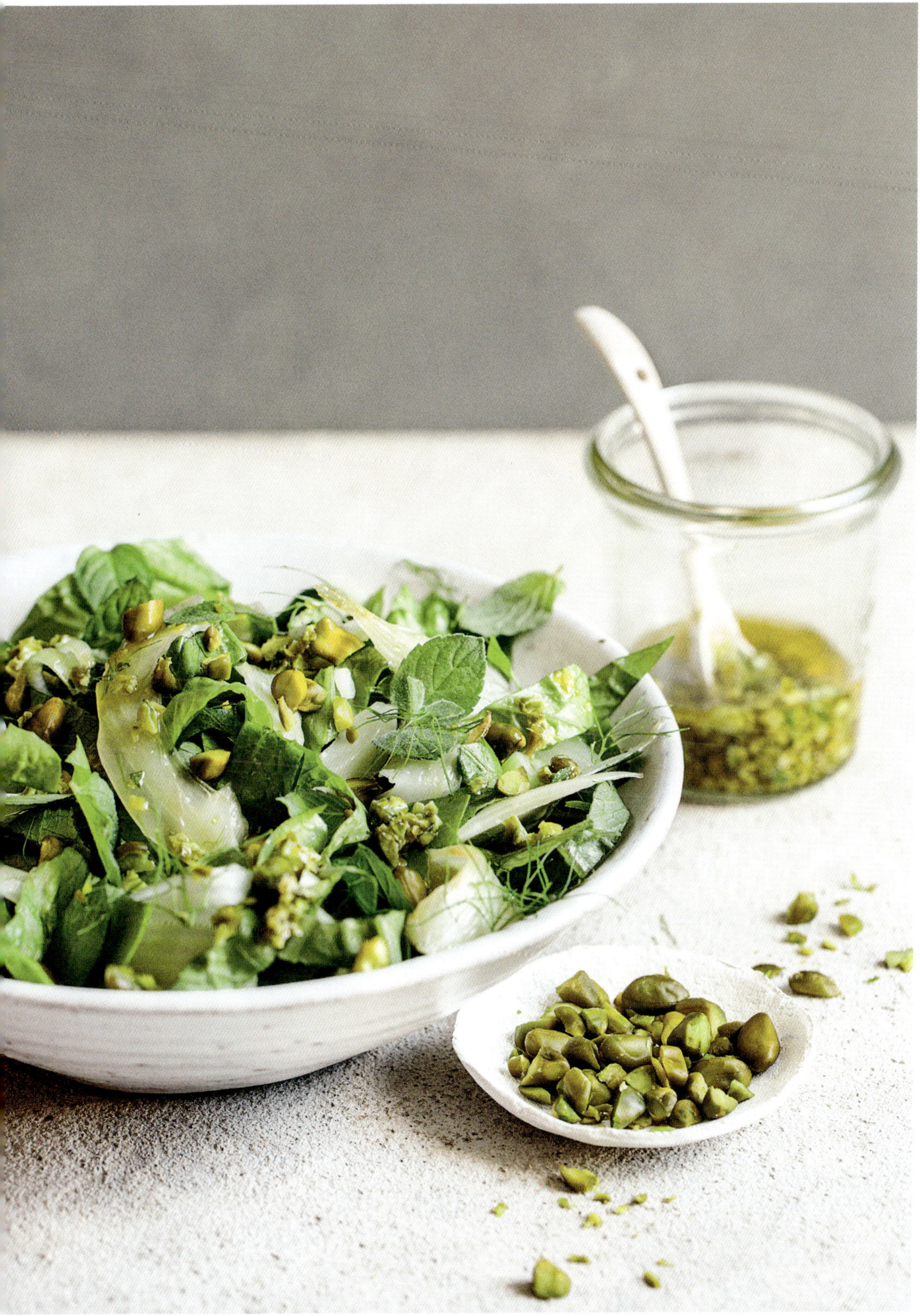

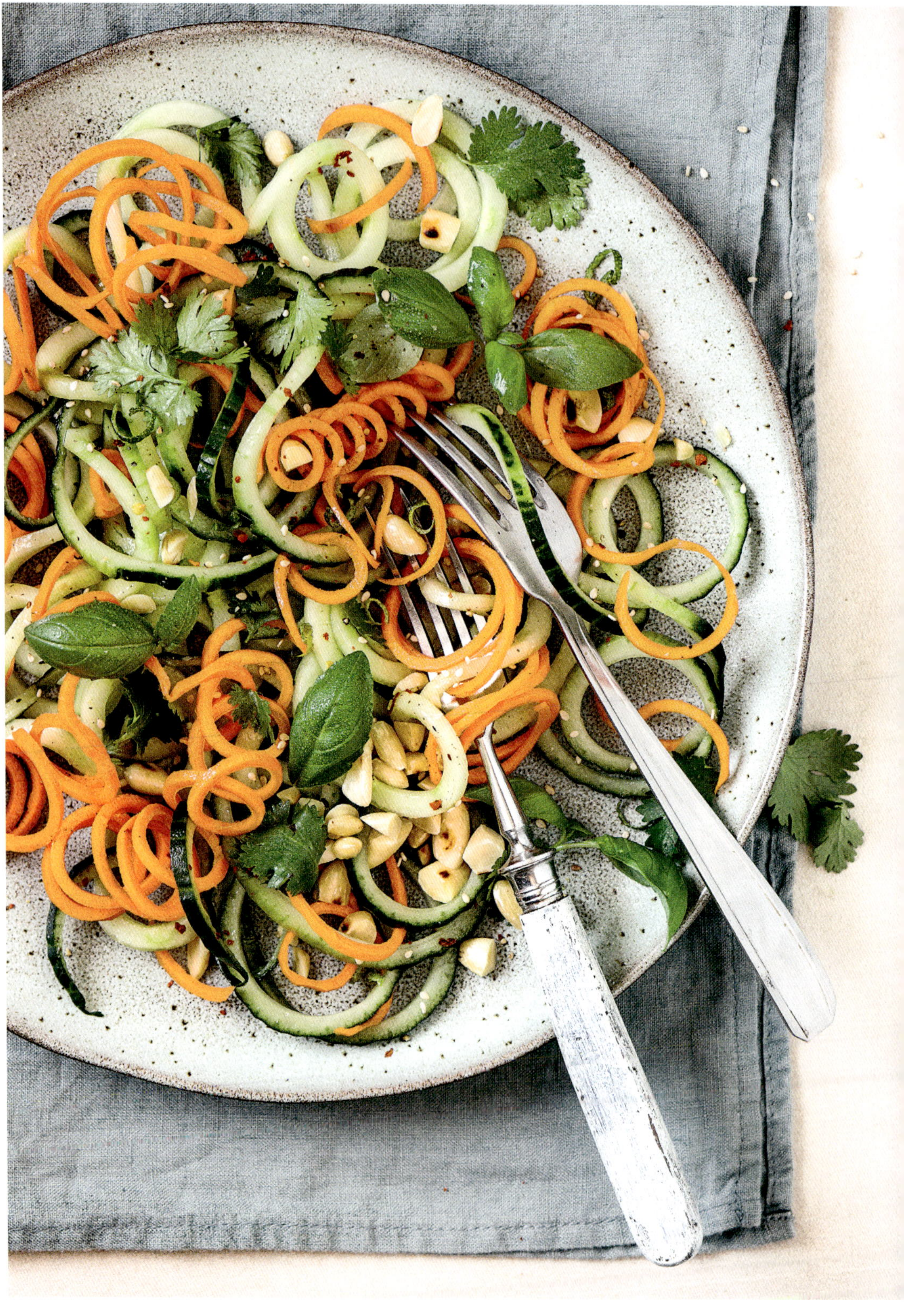

GURKENNUDEL-SALAT MIT SESAM

Rezept von Dorothea Neumayr

Für 2 Portionen

1 unbehandelte Limette
je ½ Bund Basilikum und Koriandergrün
3 EL geschälte Mandeln
1 große Gurke
2 große Möhren
1 EL Sesamsamen
3 EL Sesamöl
1 EL Chiliflocken
Salz, Pfeffer aus der Mühle

1. Limette heiß waschen, abtrocknen und die Schale fein abreiben. Die Limette halbieren und den Saft auspressen.

2. Kräuter verlesen, waschen, trocken tupfen und fein hacken. Mandeln grob hacken, in einer Pfanne ohne Fett goldbraun rösten und zum Abkühlen beiseitestellen.

3. Gurke und Möhren waschen und mit einem Spiralschneider in feine Streifen schneiden. Gemüse in eine Schüssel geben und mit dem Limettensaft, etwas Limettenschale, Sesamsamen, Sesamöl und Chiliflocken gut vermischen, salzen und pfeffern.

4. Die gehackten Kräuter unterrühren und den Salat mit den gerösteten Mandeln bestreut servieren.

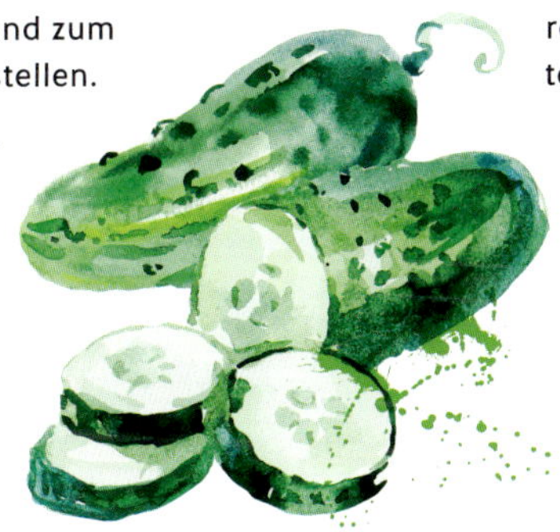

ROTE-BETE-CARPACCIO MIT NÜSSEN

Rezept von Dorothea Neumayr

Für 2 Portionen

1 Zitrone
1 große oder 2 kleine Rote Beten
Salzflocken
natives Olivenöl
einige Tropfen Zitronenöl (ersatzweise 1 EL Olivenöl mit etwas Zitronensaft)
2 EL Walnüsse oder Mandeln
½ Bund Basilikum
Pfeffer aus der Mühle

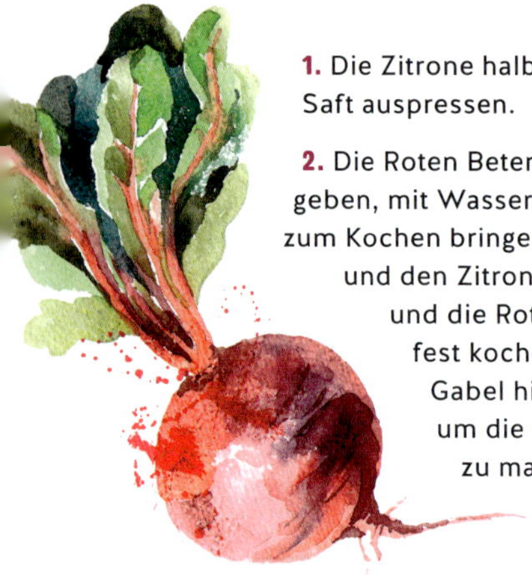

1. Die Zitrone halbieren und den Saft auspressen.

2. Die Roten Beten in einen Topf geben, mit Wasser bedecken und zum Kochen bringen. Etwas Salz und den Zitronensaft zugeben und die Roten Beten bissfest kochen, mit einer Gabel hineinstechen, um die Garprobe zu machen.

3. Die Roten Beten abkühlen lassen, schälen und in sehr dünne Scheiben schneiden. Mit etwas Olivenöl und dem Zitronenöl marinieren und ziehen lassen.

4. Die Walnüsse in einer Pfanne ohne Fett bei kleiner Hitze rösten, bis sie duften. Basilikum waschen, trocken tupfen, die Blättchen abzupfen und grob zerpflücken.

5. Die Rote-Bete-Scheiben auf zwei Portionstellern anrichten, mit der Marinade beträufeln und mit Salzflocken und frisch gemahlenem Pfeffer bestreuen. Mit Basilikum und den noch warmen Walnüssen garniert servieren.

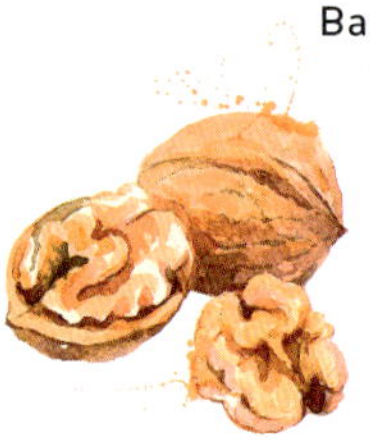

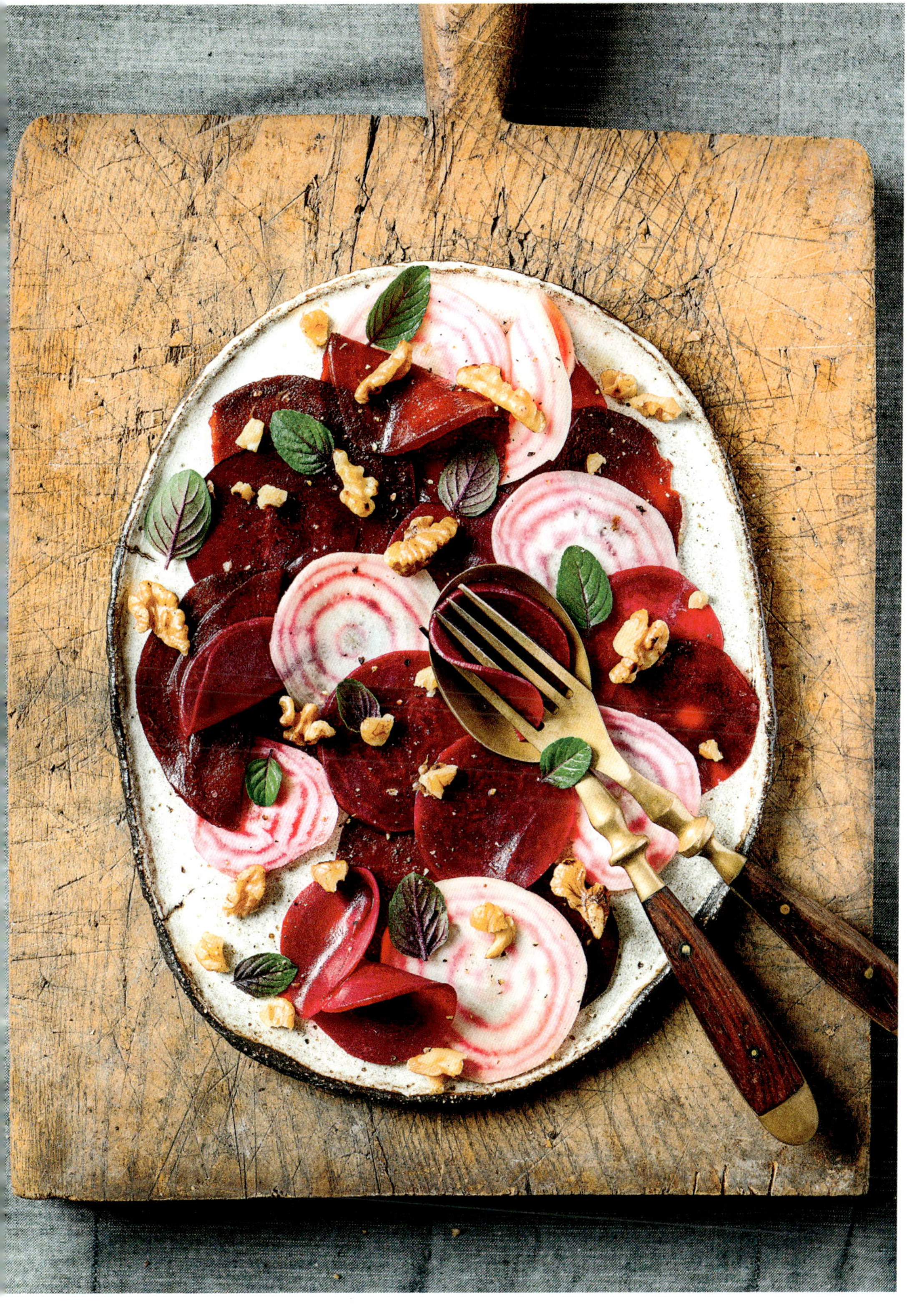

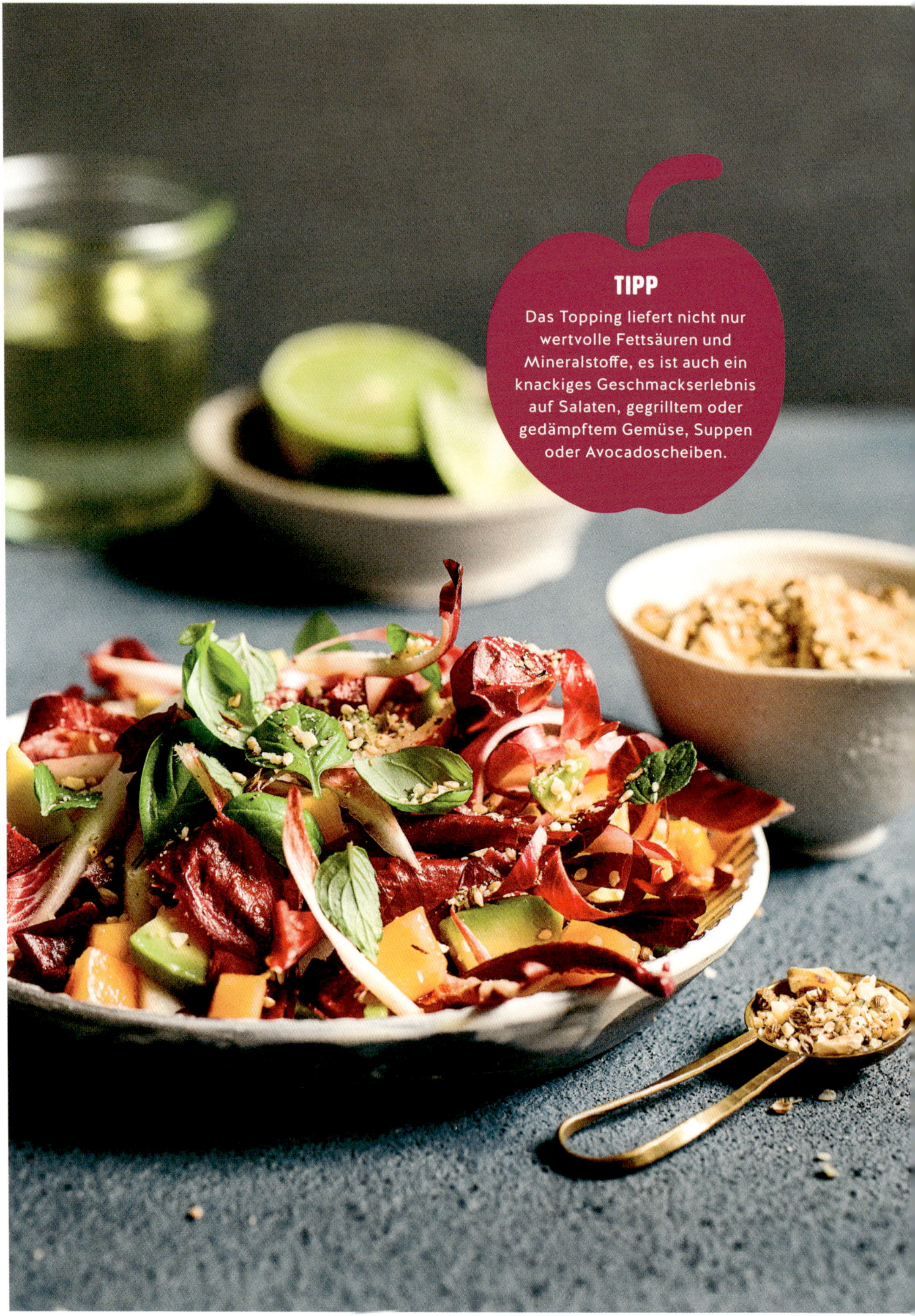

TIPP

Das Topping liefert nicht nur wertvolle Fettsäuren und Mineralstoffe, es ist auch ein knackiges Geschmackserlebnis auf Salaten, gegrilltem oder gedämpftem Gemüse, Suppen oder Avocadoscheiben.

AVOCADO-CHICORÉE-SALAT MIT PAPAYA

Rezept von Dorothea Neumayr

Für 2 Portionen als sommerliche Hauptspeise
oder für 3 als kleine Vorspeise

2 Stängel frisches Basilikum
2 frische Minzeblätter
120 g Chicorée (rot oder weiß)
50 g reife Papaya
150 g reife Avocado
2 EL natives Olivenöl
Saft von ½ Limette
Salz, Pfeffer aus der Mühle
2 EL Mandeln oder Macadamianüsse

1. Kräuter verlesen, waschen und trocken tupfen. Die Blättchen abzupfen.

2. Chicorée waschen und in feine Streifen schneiden, das bittere Herz nicht mitverwenden. Papaya und Avocado halbieren und entkernen, die Schale jeweils entfernen und das Fruchtfleisch fein würfeln.

3. Chicorée, Papaya und Avocado in eine Schüssel geben, mit Olivenöl und Limettensaft mischen und mit Salz und Pfeffer abschmecken. Die Kräuterblätter grob zerpflücken und daruntermischen.

4. Mandeln oder Macadamianüsse grob hacken, in einer Pfanne ohne Fett kurz anrösten und über den Salat streuen.

TOPPING MIT HANFSAMEN

Rezept von Dorothea Neumayr

Für etwa 200 g/5–10 Portionen

je 20 g Koriandersamen und Kreuzkümmel
40 g geschälter Sesam
40 g Haselnüsse
80 g geschälte Hanfsamen

1. Koriander und Kreuzkümmel in einer Pfanne ohne Fett rösten, bis sie duften. Herausnehmen. Sesam rösten, bis er goldgelb ist. Haselnüsse grob hacken und in einer Pfanne ohne Fett rösten, bis sie goldbraun sind.

2. Alles abkühlen lassen, mit Hanfsamen und Sesam vermischen und im Mixer zu einem groben Grieß zermahlen. In ein Schraubglas füllen und innerhalb etwa 4 Wochen verbrauchen.

MALLORQUINISCHER SALAT MIT WALNUSS-CRACKERN

Rezept von Georg Heinrich

Für 2 Portionen

Für den Salat
200 g Steinpilze
50 ml natives Olivenöl
1 großer Pfirsich (etwa 150 g)
½ TL Pimentkörner
½ TL schwarze Pfefferkörner
½ Bund Dill
1 TL Kapern
Salz

Für die Walnuss-Cracker
150 g Walnüsse
100 g Leinsamen
Salz
1 Prise gemahlene Flohsamenschalen

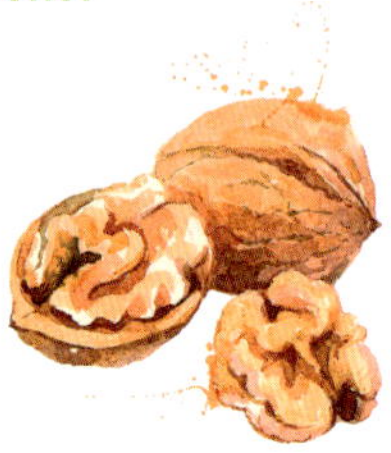

1. Zunächst die Walnuss-Cracker zubereiten. Dafür ¼ l Wasser aufkochen und auf 70 °C abkühlen lassen. Die Walnüsse fein hacken und zusammen mit den Leinsamen in eine Schüssel geben. 1 Prise Salz dazugeben und langsam das heiße Wasser unterrühren, bis eine zähe Masse entstanden ist. Die Flohsamenschalen untermischen und die Masse 1 Stunde quellen lassen.

2. Den Backofen auf 150 °C Ober-/Unterhitze vorheizen. Ein Backblech mit Backpapier auslegen und die Walnuss-Masse dünn aufstreichen, eventuell mit einer angefeuchteten Palette glatt drücken.

3. Das Blech in den Ofen schieben und die Masse etwa 20–30 Minuten backen. Herausnehmen, auf dem Blech abkühlen lassen und in Stücke brechen oder mit einem scharfen Messer oder einem Pizzaschneider in Stücke schneiden.

4. Für den Salat die Steinpilze putzen, trocken säubern und je nach Größe vierteln oder in Scheiben schneiden. 1 TL Olivenöl in eine beschichtete Pfanne geben und etwa drei Viertel der Steinpilze darin von beiden Seiten goldbraun braten.

5. In der Zwischenzeit den Pfirsich waschen, abtrocknen, halbieren und den Stein entfernen. Das Fruchtfleisch in Spalten schneiden und 2 Minuten mit den Pilzen braten.

6. Piment- und Pfefferkörner mörsern. Dill waschen, trocken tupfen und klein hacken. Alles zusammen mit den Kapern und dem übrigen Olivenöl in die Pfanne geben und gut mischen.

7. Die Pilz-Pfirsich-Mischung auf zwei Portionstellern anrichten, die restlichen Steinpilze mit einem Parmesanhobel grob darüber hobeln und den Salat mit etwas Salz bestreuen. Mit den Crackern servieren.

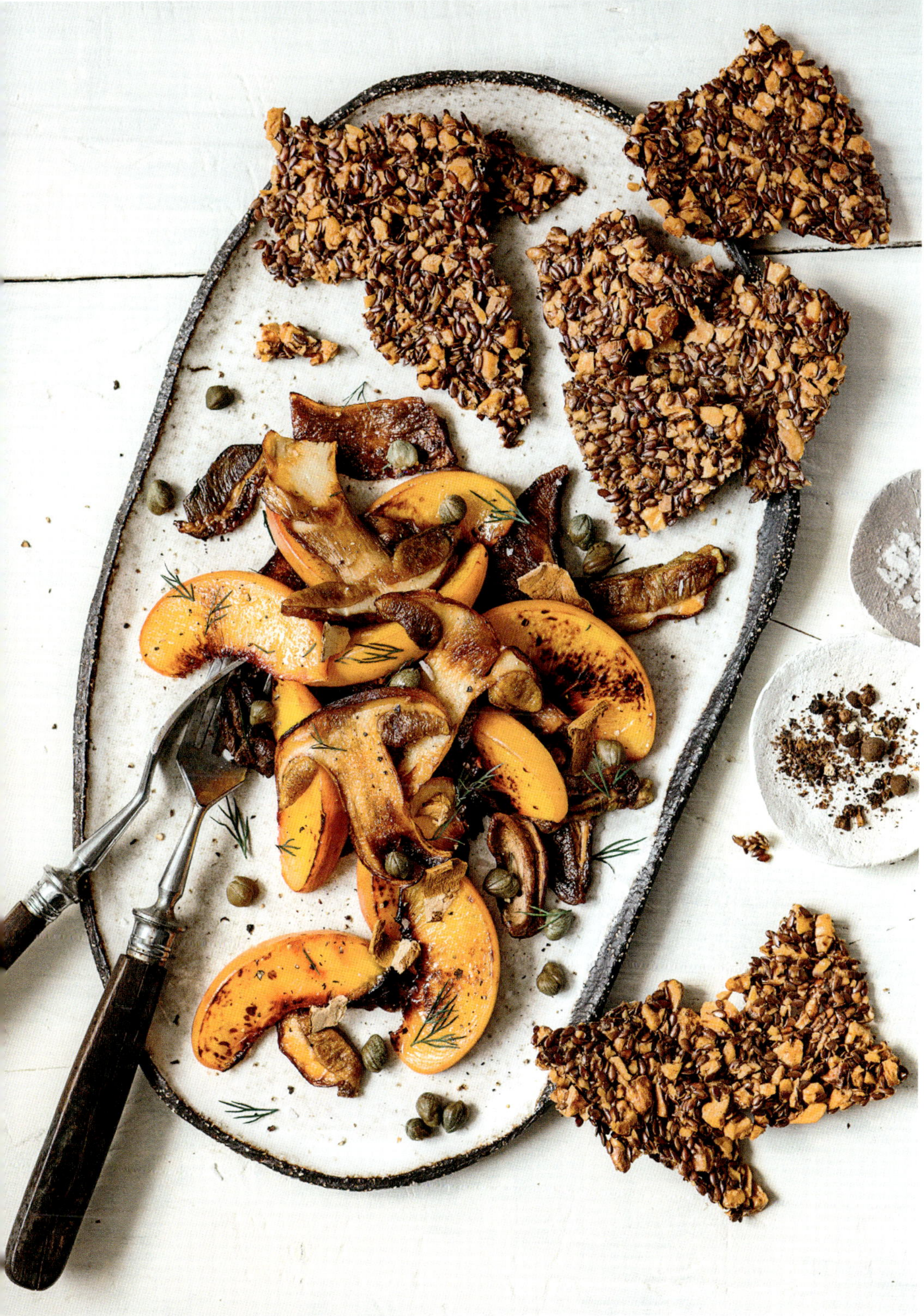

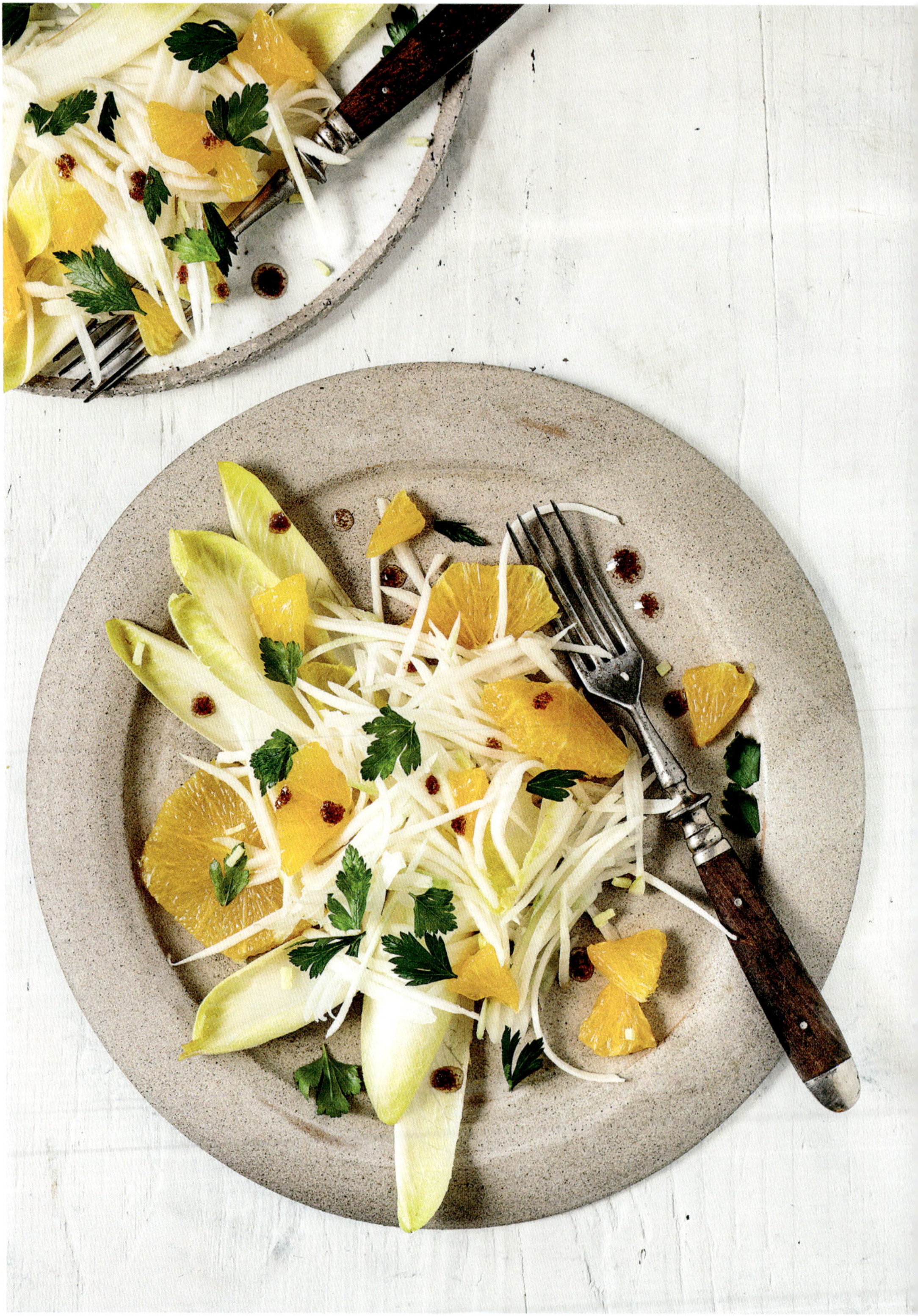

CHICORÉE-KOHLRABI-SALAT MIT ORANGEN

Rezept von Georg Heinrich

Für 2 Portionen

1–2 Blutorangen (ersatzweise normale Orangen)
200 g Kohlrabi
25 g Ingwer
1 EL natives Kokosöl
1 TL dunkler Balsamicoessig
2 Stauden Chicorée
etwas Fenchelgrün oder Petersilie

1. Orangen schälen, sodass auch die weiße Haut entfernt wird. Das Fruchtfleisch in Scheiben und diese in mundgerechte Stücke schneiden, dabei eventuell vorhandene Kerne entfernen.

2. Kohlrabi schälen und in feine, etwa 2 mm dünne Streifen (Julienne) schneiden. Den Ingwer schälen und in sehr kleine Würfel schneiden. Mit Orangen und Kohlrabi in eine Schüssel geben.

3. Kokosöl und Balsamicoessig gut verrühren, bis sich das Kokosfett aufgelöst hat.

4. Den Chicorée putzen, waschen und trocken tupfen. Die Blätter dekorativ auf zwei Tellern anrichten. Fenchelgrün oder Petersilie waschen und trocken tupfen. Die Blättchen abzupfen und grob zerpflücken.

5. Die Orangen-Kohlrabi-Mischung auf dem Chicorée anrichten, mit dem Dressing beträufeln und mit Fenchelgrün oder Petersilie bestreut servieren.

GLASIERTE ROTE BETE MIT HUMMUS UND APFEL-PETERSILIEN-SALAT

Rezept von Georg Heinrich

Für 2 Portionen

50 g Sonnenblumenkerne
3 kleine Rote Beten
(etwa 130 g, samt Grün)
30 ml natives Kokosöl
Salz
Kreuzkümmel

150 g Kichererbsen (Glas)
70 ml Orangensaft
20 ml Apfelessig
½ Bund Petersilie
2 Äpfel
30 ml Leinöl

1. Die Sonnenblumenkerne in kaltem Wasser einweichen und zwei Stunden quellen lassen. In ein Sieb abgießen und abtropfen lassen.

2. Die Roten Beten schälen, die grünen Blätter abschneiden, waschen und beiseitelegen. 2 Rote-Bete-Knollen in kleine Würfel schneiden, die dritte fein reiben. Die Würfel mit Kokosöl, 1 Prise Salz und etwa ¼ TL zerstoßenem Kreuzkümmel in einen Topf geben, kurz anschwitzen und mit wenig Wasser ablöschen. Etwa 10–20 Minuten leise kochen lassen, bis das Wasser fast verkocht und die Roten Beten bissfest gegart sind.

3. Die Kichererbsen abtropfen lassen und mit Orangensaft und 1 TL Apfelessig in den Mixer geben. Die Petersilie waschen und trocken tupfen. Die Hälfte der Petersilie klein hacken und zu den Kichererbsen in den Mixer geben. Die Masse zu einer feinen Creme pürieren.

4. Die Äpfel waschen, abtrocknen und auf einer groben Raspel in eine Schüssel reiben, sodass nur noch das Kerngehäuse übrig bleibt. Von der restlichen Petersilie die Blätter abzupfen und fein zerpflücken. Zusammen mit der geriebenen Roten Bete zu den geriebenen Äpfeln geben. Leinöl und restlichen Apfelessig untermischen.

5. Den Hummus auf zwei Portionsteller verteilen. Die gewürfelten Roten Beten, den Salat und das Grün der Roten Beten darauf anrichten. Die abgetropften Sonnenblumenkerne trocken tupfen und über den Salat streuen.

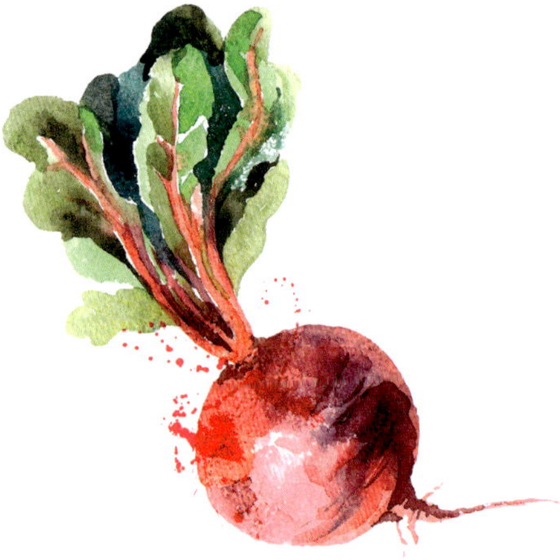

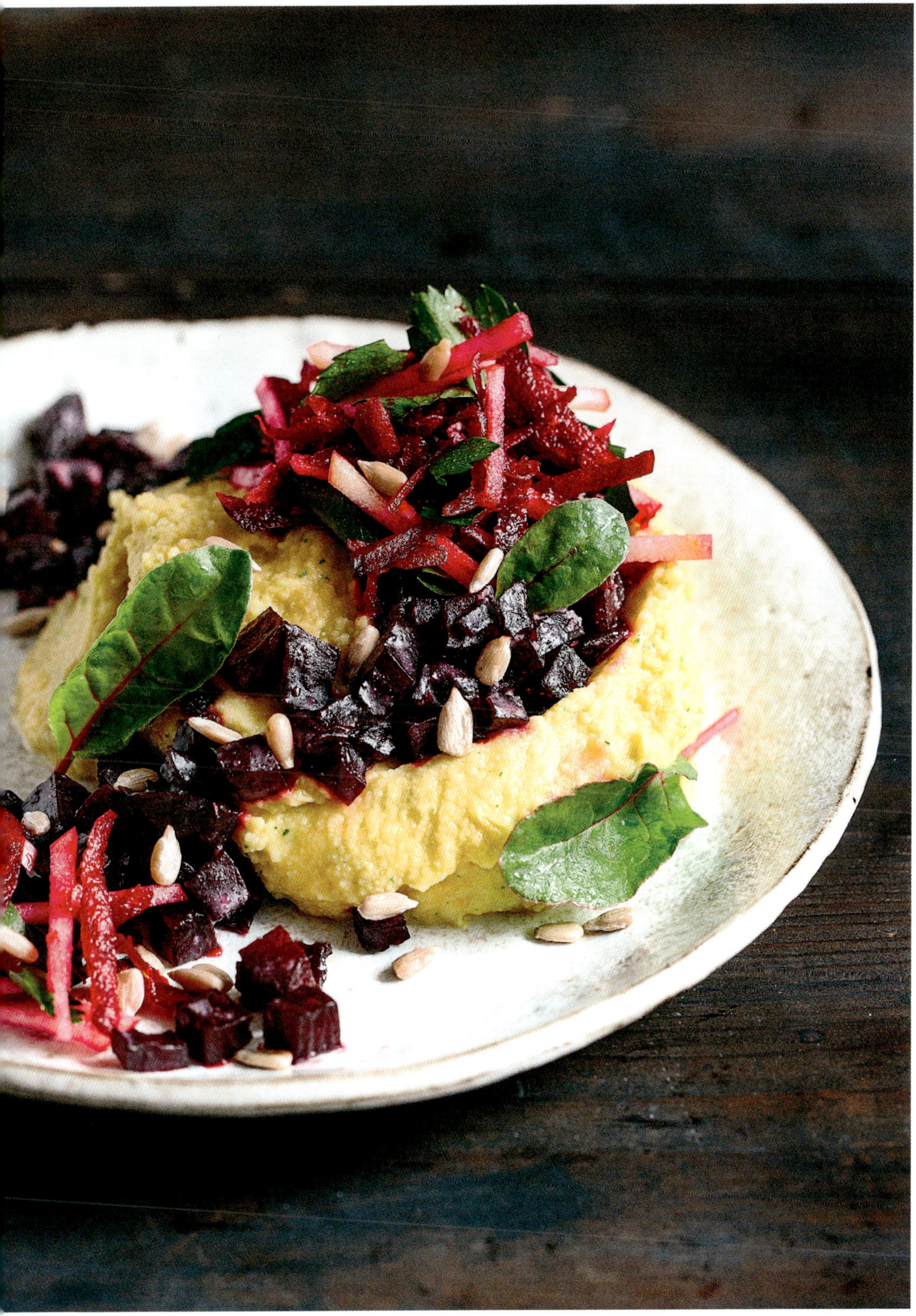

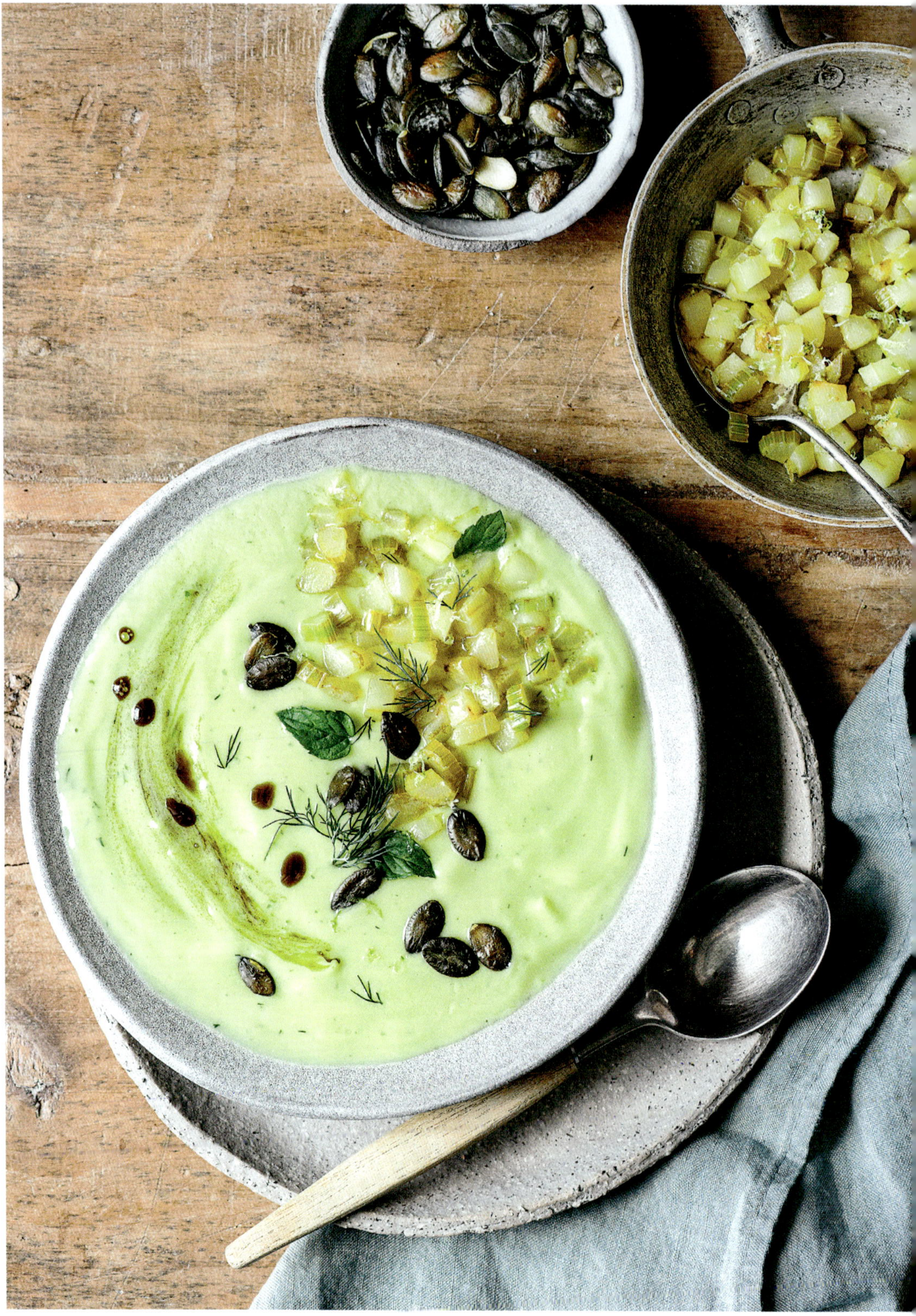

AVOCADO-GURKEN-SUPPE

Rezept von Dorothea Neumayr

Für 2 Portionen

2 EL Kürbiskerne
Salz
1 reife Avocado
1 unbehandelte Limette
1 kleine grüne Chilischote
2 frische Minzeblätter
2 Stängel frischer Dill
250 ml Gemüsebrühe
½ EL weißer Balsamicoessig
Pfeffer aus der Mühle
½ Gurke
1 Stange Staudensellerie
1 EL natives Olivenöl
1 EL Kürbiskernöl als Topping (nach Belieben)

1. Kürbiskerne in einer Pfanne ohne Fett goldbraun rösten, leicht salzen und abkühlen lassen. Avocado halbieren, den Kern entfernen und das Fruchtfleisch mit einem Löffel aus der Schale heben. Die Limette heiß abwaschen, abtrocknen, die Schale abreiben und den Saft auspressen. Die Chilischote waschen, längs halbieren, entkernen und fein hacken. Minze und Dill waschen, trocken tupfen und fein hacken.

2. Avocado und Chili mit der Gemüsebrühe im Mixer fein pürieren. Mit Essig, Minze, Dill, Salz und Pfeffer würzen und zugedeckt kalt stellen.

3. Gurke schälen, halbieren und die Kerne entfernen, das Fruchtfleisch klein würfeln. Staudensellerie putzen, waschen und in kleine Stücke schneiden.

4. Olivenöl in einer Pfanne erhitzen und die Selleriestückchen darin andünsten, nach etwa 3 Minuten die Gurkenstücke zufügen und unter Rühren weiterbraten. Salzen und pfeffern, abkühlen lassen. Mit Limettenschale und etwas Limettensaft marinieren.

5. Mariniertes Gemüse in zwei tiefe Teller verteilen und mit der kalten Avocadosuppe aufgießen. Die Suppe mit etwas Kürbiskernöl beträufeln und mit gerösteten Kürbiskernen bestreut servieren.

TIPP

Diese Suppe schmeckt am besten eisgekühlt an einem heißen Sommertag!

KOKOS-INGWER-SUPPE MIT SHIRATAKI

Rezept von Dorothea Neumayr

Für 2 Portionen

1 kleine rote Chilischote
30 g frischer Ingwer
1 unbehandelte Limette
½ Bund Koriandergrün
300 ml Gemüsebrühe
4 Kaffirlimettenblätter
250 ml Kokosmilch
Salz
200 g Shirataki-Nudeln (siehe Tipp)
Pfeffer aus der Mühle

1. Chilischote waschen und in sehr feine Ringe schneiden. Ingwer schälen und fein hobeln. Limette heiß waschen, 1 TL Schale abreiben, Saft auspressen. Koriandergrün waschen und mit den Stielen fein hacken.

2. Die Gemüsebrühe mit Ingwer und Limettenblättern 10 Minuten kochen lassen und abseihen. Gemüsebrühe mit Chiliringen und Kokosmilch wieder zum Kochen bringen und 7 Minuten kochen lassen.

3. In einem Topf Salzwasser zum Kochen bringen. Shirataki-Nudeln in ein Sieb geben und unter fließendem Wasser abspülen. Im Salzwasser 1 Minute kochen und abgießen. Nudeln in die Kokossuppe geben und 3 Minuten darin bei schwacher Hitze kochen lassen. Die Suppe mit Salz, Pfeffer und Limettensaft abschmecken. Koriandergrün und Limettenschale mischen und über die Suppe streuen.

ERDNUSSSUPPE

Rezept von Dorothea Neumayr

Für 2 Portionen

1 EL ungesalzene Erdnüsse
1 Jungzwiebel
½ Knoblauchzehe (nach Belieben)
1 EL natives Kokosöl
250 ml Gemüsebrühe
250 ml Kokosmilch
60 g cremige Erdnussbutter
Salz, Pfeffer aus der Mühle
1 TL Limettensaft
1 TL Chiliflocken

1. Die Erdnüsse hacken und in einer Pfanne ohne Fett rösten. Zwiebel und Knoblauch schälen und würfeln.

2. Kokosöl in einem Topf erhitzen und die Zwiebel- und Knoblauchwürfel darin glasig andünsten. Mit Gemüsebrühe und Kokosmilch ablöschen und aufkochen lassen. Erdnussbutter einrühren und die Suppe etwa 10 Minuten kochen lassen. Die Suppe mit Salz, Pfeffer und etwas Limettensaft abschmecken. Mit den gerösteten Erdnussstückchen und Chiliflocken bestreut servieren.

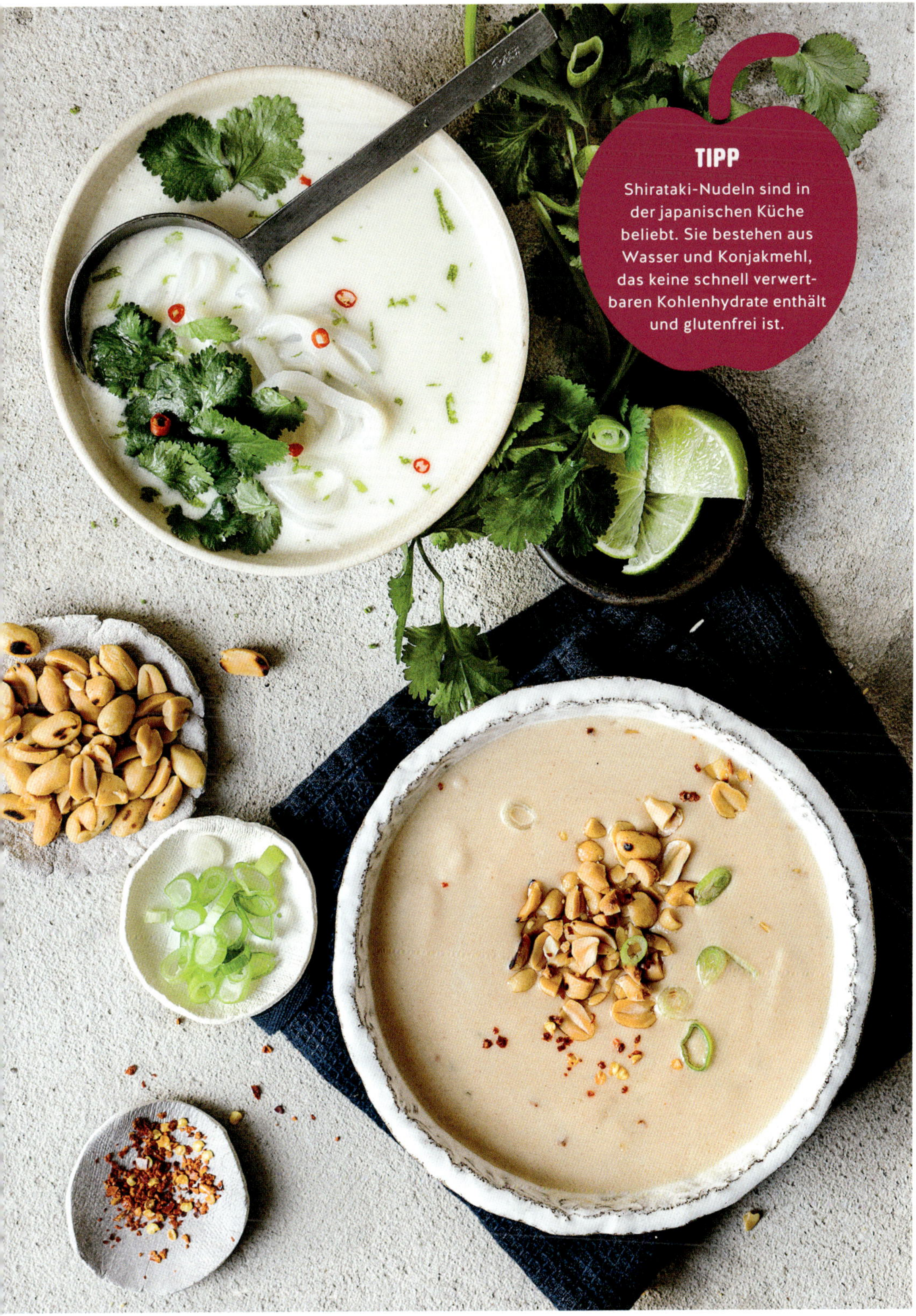

TIPP

Shirataki-Nudeln sind in der japanischen Küche beliebt. Sie bestehen aus Wasser und Konjakmehl, das keine schnell verwertbaren Kohlenhydrate enthält und glutenfrei ist.

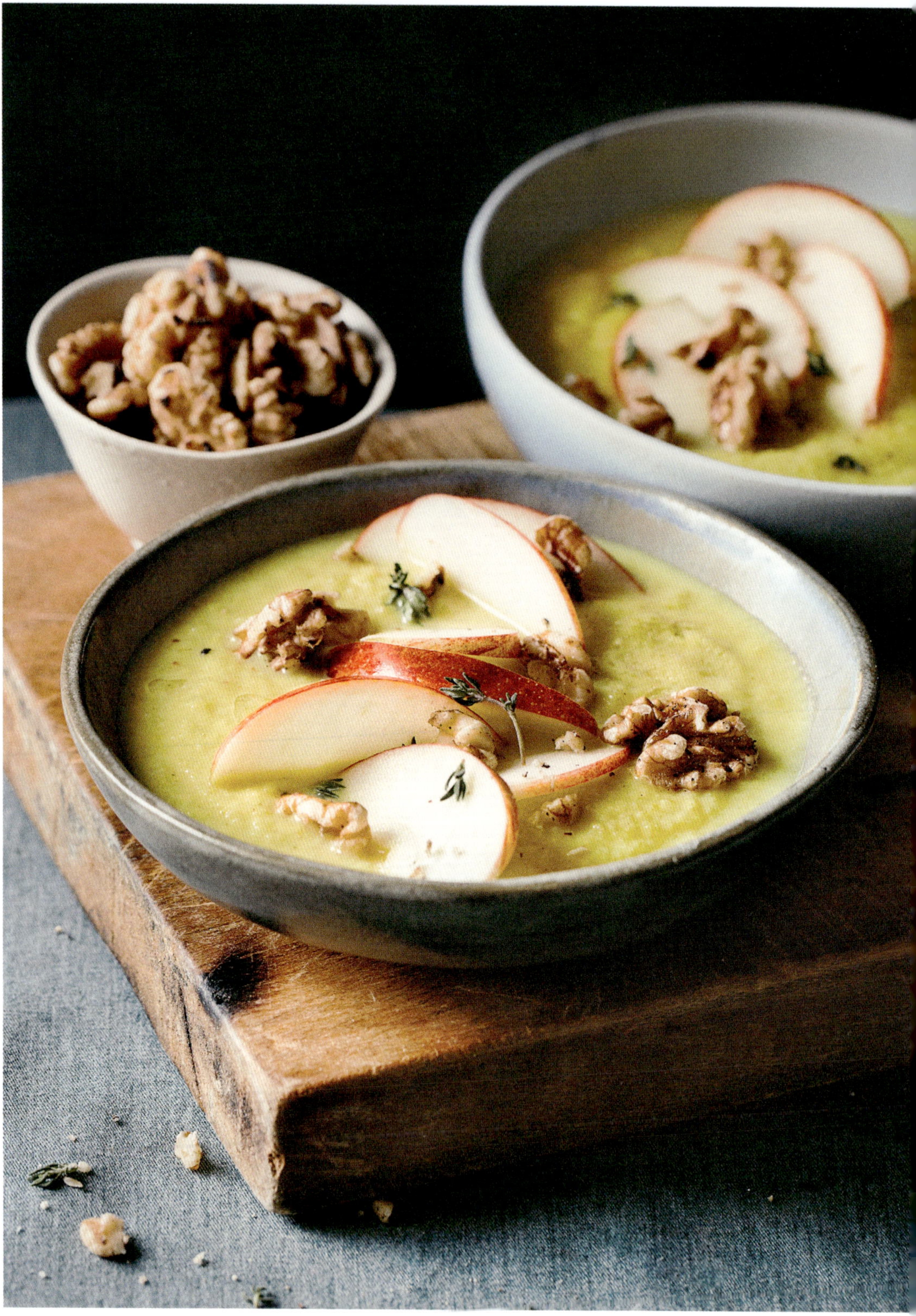

GEMÜSESÜPPCHEN MIT APFEL

Rezept von Georg Heinrich

Für 2 Portionen

3 Schalotten
2 Knoblauchzehen
1 kleines Bund Thymian
20 g vegane Margarine
1 TL Kurkuma
Salz
7 Pimentkörner
5 Wacholderbeeren
geriebene Muskatnuss
je 200 g Staudensellerie und Fenchel
100 g Pastinaken
50 ml Weißwein
½ EL grober Dijonsenf
500 ml Gemüsebrühe
2 mittelgroße Äpfel
40 g Walnüsse
einige Majoranblätter
2 EL Leinöl
etwas Zitronensaft

1. Schalotten und Knoblauch schälen und in feine Scheiben schneiden. Thymian waschen und trocken tupfen, die Blättchen abzupfen. Die Margarine in einem Topf langsam erhitzen. Schalotten, Knoblauch, Thymian, Kurkuma und etwas Salz darin anschwitzen. Piment und Wacholder fein mörsern und zusammen mit etwas geriebener Muskatnuss dazugeben.

2. In der Zwischenzeit Staudensellerie, Fenchel und Pastinaken putzen und waschen. Pastinaken schälen. Das Gemüse klein schneiden, zu den Schalotten geben und 5 Minuten anschwitzen. Mit dem Weißwein ablöschen.

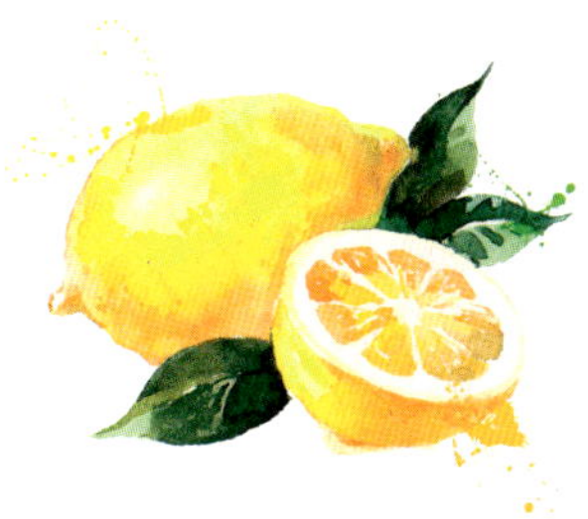

3. Senf und Gemüsebrühe dazugeben und die Suppe 10 Minuten bei schwacher Hitze kochen lassen. Die Äpfel waschen und in Scheiben schneiden, dabei das Kerngehäuse entfernen. Einige Apfelscheiben zum Garnieren beiseitelegen. Die übrigen Äpfel in die Suppe geben und 3 Minuten mitkochen.

4. In der Zwischenzeit die Walnüsse in einer Pfanne ohne Fett leicht anrösten und beiseitestellen.

5. Die Suppe mit dem Mixstab fein pürieren und nach Belieben durch ein Sieb passieren. Die Majoranblätter waschen und fein schneiden. Die Suppe mit Leinöl, Majoran und 1 Spritzer Zitronensaft abschmecken. In tiefe Portionsteller verteilen und mit Apfelscheiben und Walnüssen garniert servieren.

SPITZKOHL-APRIKOSEN-SUPPE MIT SCHWARZKÜMMEL

Rezept von Georg Heinrich

Für 2 Portionen

1 Zwiebel
3 Knoblauchzehen
50 ml natives Olivenöl
2 TL Schwarzkümmel
Salz
200 g Spitzkohl
2 Aprikosen
½ TL Kurkuma
etwa 500 ml Gemüsefond

1. Den Backofen auf 150 °C Ober-/Unterhitze vorheizen. Zwiebel und Knoblauchzehen schälen und in feine Scheiben schneiden. In einem Topf die Hälfte des Olivenöls langsam erhitzen und Zwiebel, Knoblauch, Schwarzkümmel und etwas Salz darin anschwitzen.

2. Spitzkohl putzen und waschen. Den Kohl fein schneiden, zu der glasig gebratenen Zwiebel in den Topf geben und etwa 10 Minuten mitbraten.

3. Die Aprikosen waschen, halbieren und in Spalten schneiden, dabei den Stein entfernen. Die Aprikosen auf ein Backblech legen und mit 1 Prise Salz und dem restlichen Olivenöl marinieren. Aprikosen im Backofen etwa 8 Minuten garen.

4. Kurkuma zum Spitzkohl geben und den Topf mit so viel Gemüsefond auffüllen, dass die Zutaten gerade bedeckt sind. Zugedeckt 20 Minuten schwach kochen lassen.

5. Die Suppe mit Salz abschmecken, auf zwei Portionsteller verteilen und mit den Aprikosen aus dem Ofen garnieren.

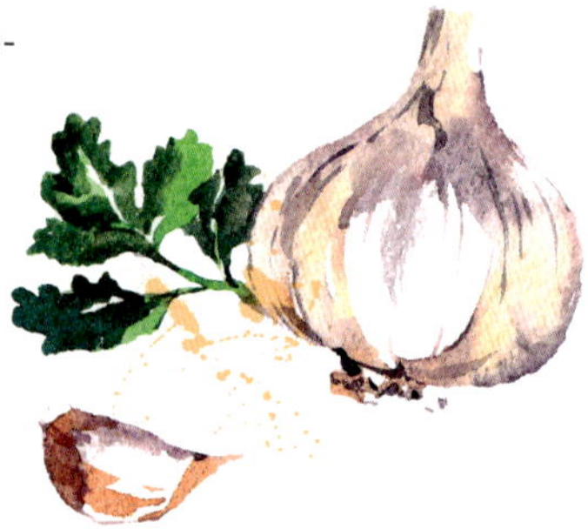

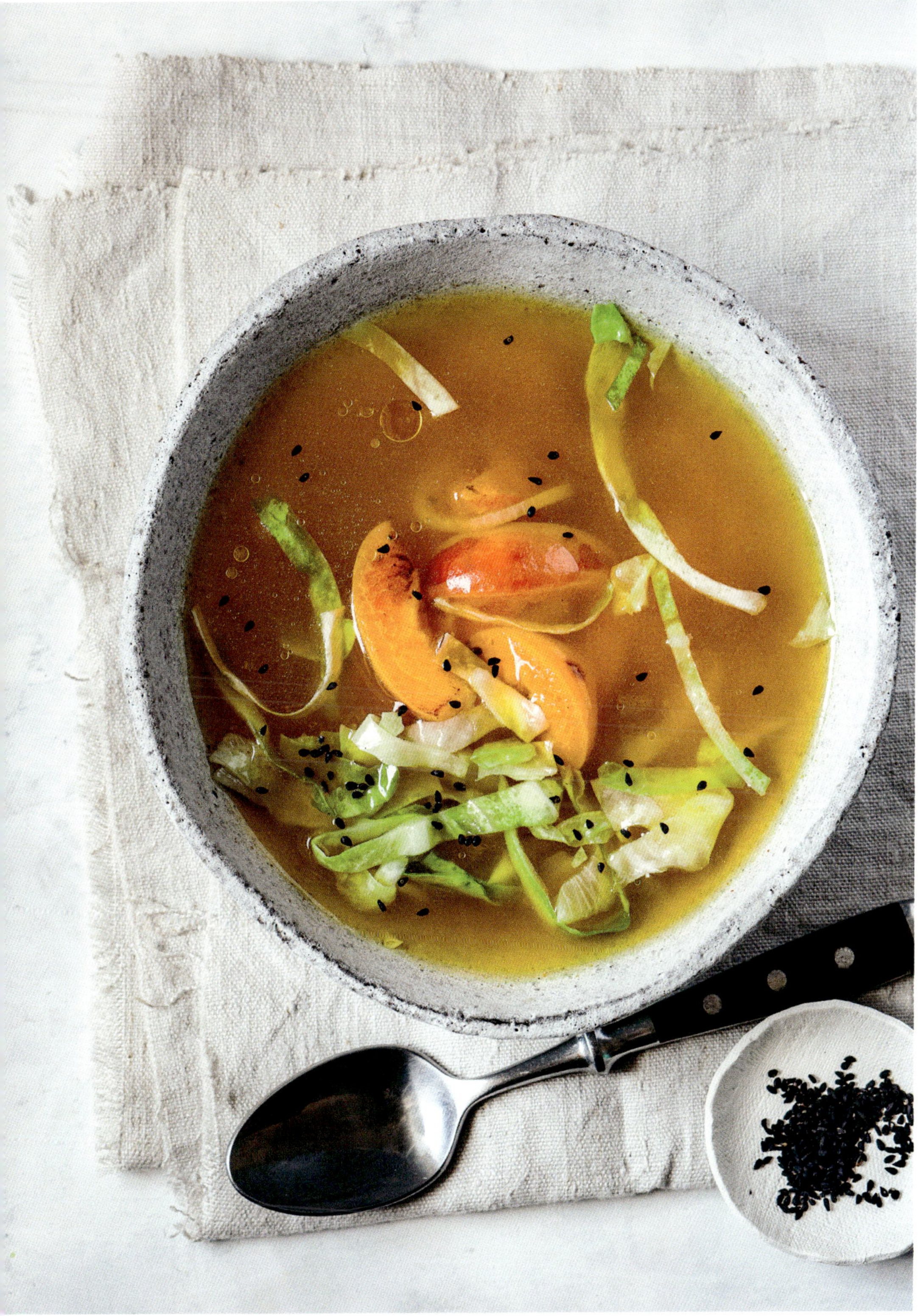

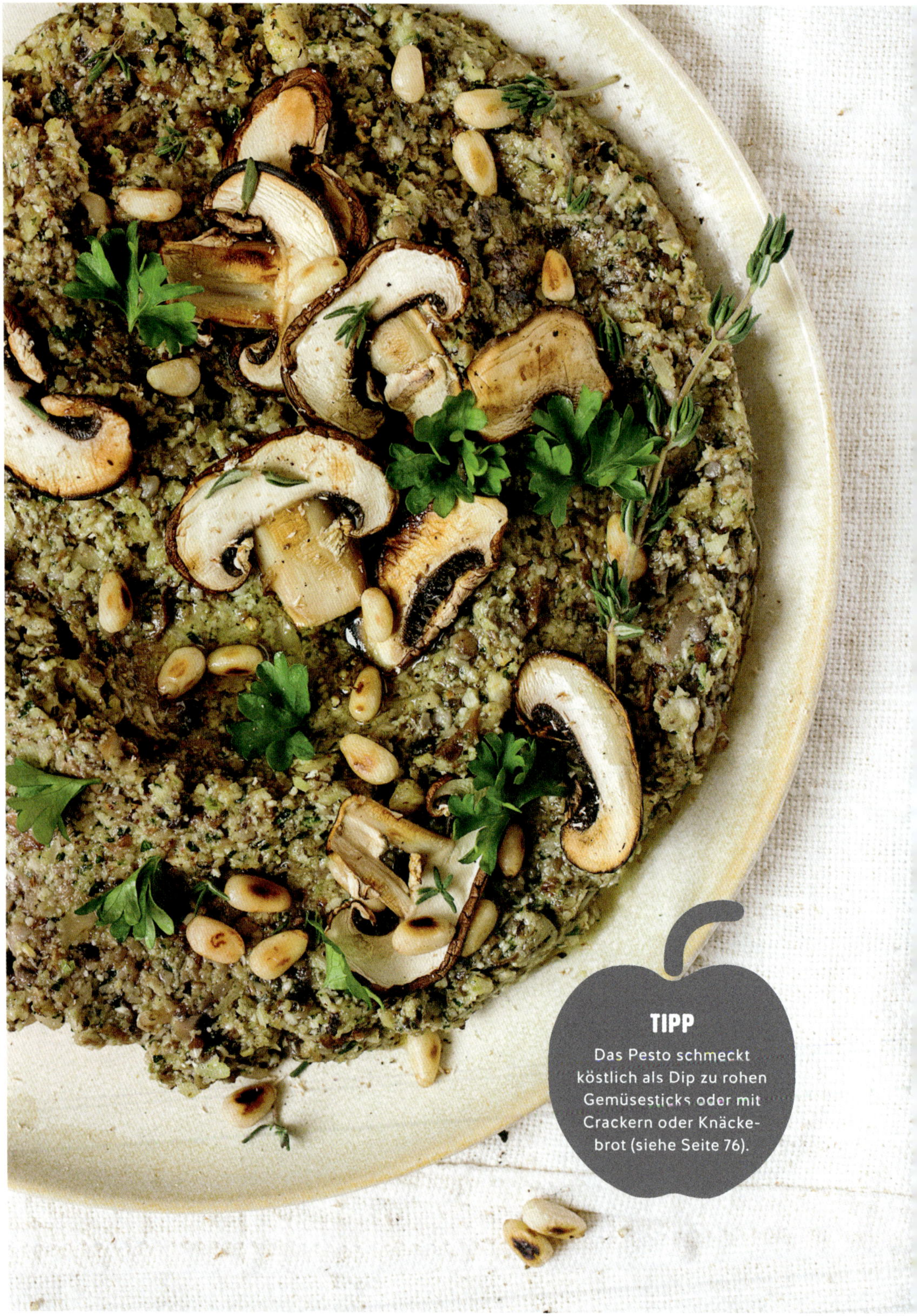

TIPP

Das Pesto schmeckt köstlich als Dip zu rohen Gemüsesticks oder mit Crackern oder Knäckebrot (siehe Seite 76).

CHAMPIGNON-PESTO

Rezept von Dorothea Neumayr

Für 2 Portionen

250 g braune Champignons
Salz
3 Stängel glatte Petersilie
1 Zweig Thymian
30 g Pinienkerne
1 Bio-Zitrone
½ kleine weiße Zwiebel
2 EL natives Olivenöl
1 Msp. geriebene Muskatnuss
Pfeffer aus der Mühle
1 Msp. Steinpilzpulver (wenn vorhanden)

1. Champignons trocken säubern. 1–2 Pilze in Scheiben schneiden, die übrigen klein hacken. Gehackte Pilze in einer Pfanne ohne Fett unter Rühren scharf anbraten, bis alle Flüssigkeit verdampft ist. Salzen, 3 Minuten weiterbraten und in den Mixer geben.

2. Die in Scheiben geschnittenen Pilze in der Pfanne anbraten und zum Garnieren beiseitestellen.

3. Petersilie und Thymian waschen und trocken tupfen, die Blätter abzupfen und klein hacken. Pinienkerne in einer Pfanne ohne Fett goldgelb rösten. Die Zitrone heiß abwaschen, abtrocknen und etwa 1 TL Schale abreiben. Den Saft auspressen. Zwiebel schälen und sehr fein hacken.

4. Gehackte Champignons, Kräuter, Zwiebel und Pinienkerne mit der Zitronenschale im Mixer grob pürieren. Das Öl unterrühren und das Pesto mit Salz, Pfeffer, Muskatnuss, etwas Zitronensaft und eventuell etwas Steinpilzpulver abschmecken.

5. Mit den gebratenen Champignons garniert servieren.

TIPP

Steinpilzpulver kann man ganz einfach selbst herstellen: Dafür gekaufte oder selbst gesammelte Steinpilze in dünne Scheiben schneiden und im Backofen bei 50 °C oder im Dörrapparat trocknen (oder getrocknete Steinpilze kaufen). Die trockenen Pilze im Mixer zu staubfeinem Mehl mahlen und in einem Schraubglas aufbewahren. Das Pulver eignet sich zum Abschmecken von Saucen und Suppen.

SAUCE HOLLANDAISE

Rezept von Dorothea Neumayr

Für 2 Portionen

250 g Soja cuisine
125 g vegane Margarine
½ TL Senf, mittelscharf
Salz
etwas Zitronensaft
je 1 EL Speisestärke und Sojamehl
1 Prise Kurkuma
2 EL Hefeflocken
1 Prise Kala-Namak-Salz nach Belieben (siehe Tipp)

TIPP

Diese Sauce Hollandaise passt klassisch zu Spargel, aber auch zu anderem gekochten oder gedämpften Gemüse wie Brokkoli oder Blumenkohl.

1. Von der Soja cuisine 2 EL abnehmen und beiseitestellen, den Rest zusammen mit der veganen Margarine in einen Topf geben, erwärmen und aufkochen.

2. Senf, Salz und einige Spritzer Zitronensaft hinzugeben und die Sauce abschmecken – Vorsicht mit dem Senf: Je nach Sorte wird auch weniger als ½ TL benötigt.

3. Die beiseitegestellten 2 EL Soja cuisine mit der Speisestärke verrühren, die Mischung in die Sauce einrühren und aufkochen. Das Sojamehl dazugeben, Kurkuma und Hefeflocken unterrühren. Nach Belieben noch etwas Kala-Namak-Salz zugeben.

4. Die Sauce noch einmal kurz aufkochen lassen, abschmecken und servieren.

TIPP

Kala Namak verleiht Speisen einen typischen Ei-Geschmack. Kala Namak heißt auch Schwarzes Salz und ist ein schweflig riechendes Steinsalzmineral. Es kommt aus Indien und Pakistan und ist seit langem Bestandteil der ayurvedischen Küche.

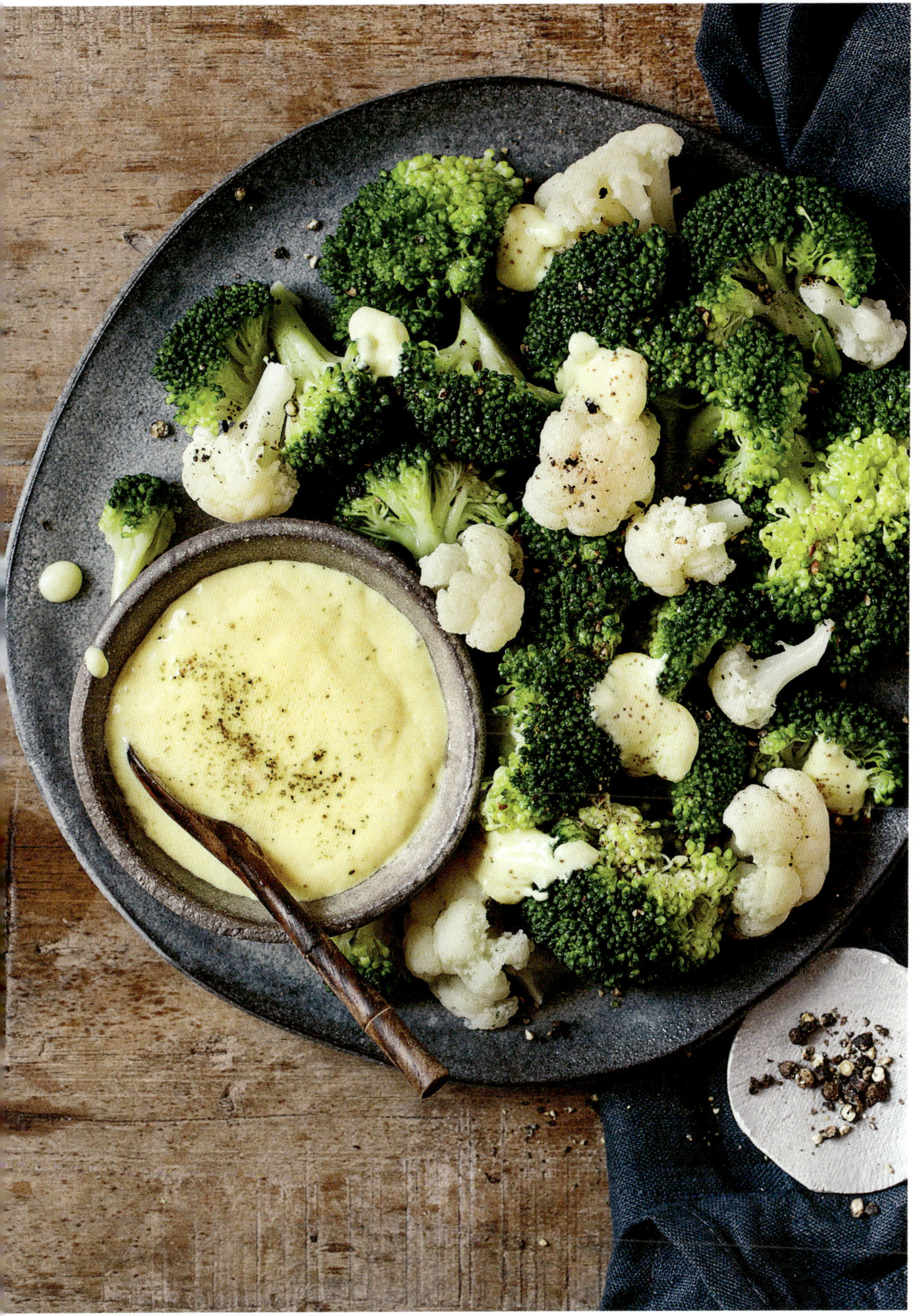

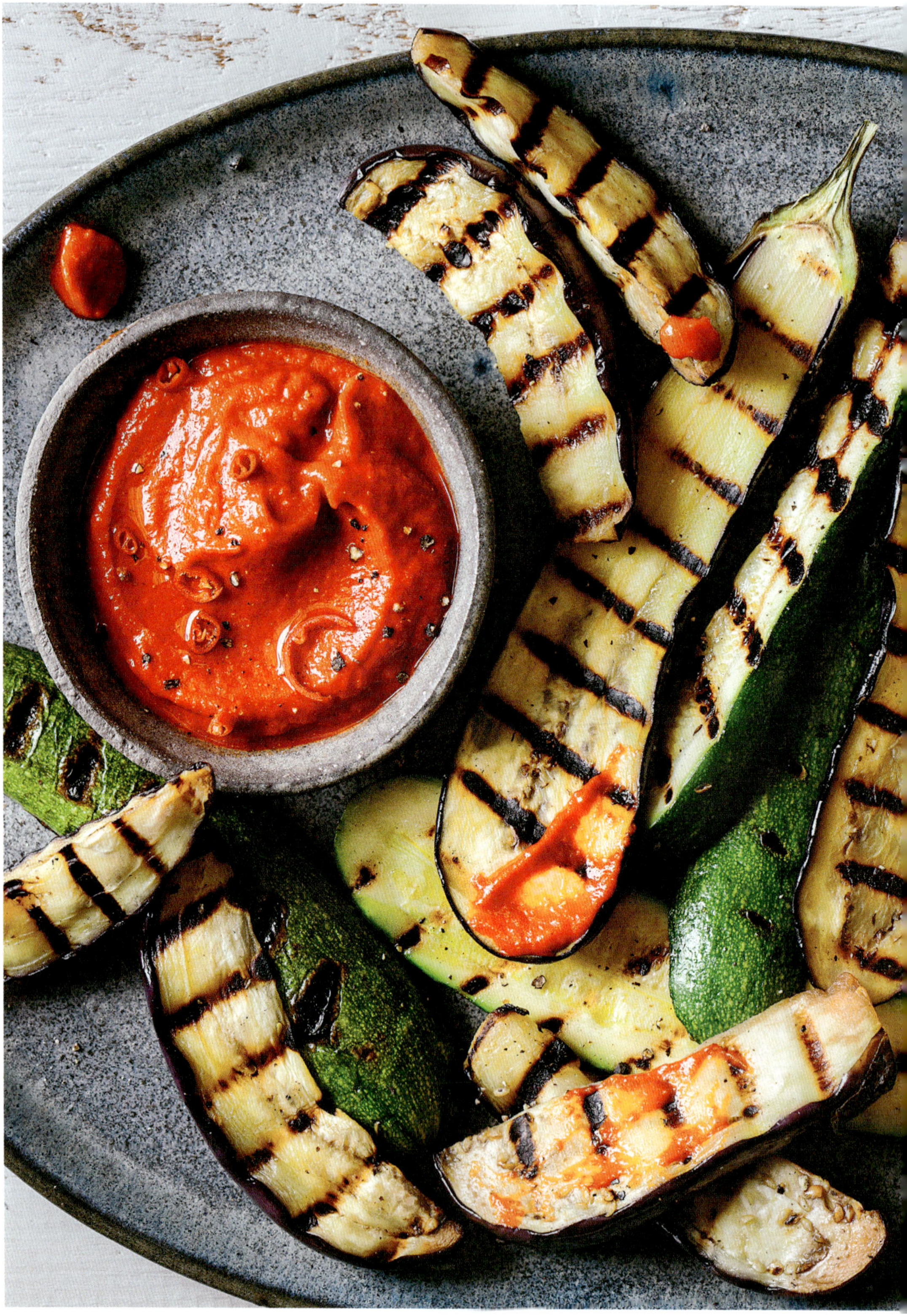

KANARISCHE ROTE MOJO-SAUCE

Rezept von Dorothea Neumayr

Für 2 Portionen

500 g rote Paprikaschoten
1 kleine rote Chilischote
1 Knoblauchzehe
1–2 EL Weinessig
2 EL Tomatenmark
je 1 TL Paprikapulver edelsüß und Kreuzkümmel
Salz, Pfeffer aus der Mühle
2 EL natives Olivenöl

1. Paprikaschoten dünn schälen, halbieren, entkernen und würfeln. Chilischote waschen, längs halbieren, entkernen und klein würfeln. Knoblauch schälen und fein hacken.

2. Paprika, Chili und Knoblauch mit dem Weinessig im Mixer sehr fein pürieren. Tomatenmark, Paprikapulver, Kreuzkümmel, Salz und Pfeffer zugeben und gut durchmixen. Zuletzt das Olivenöl einrühren.

TIPP

Zusammen mit gegrilltem Gemüse oder einem Lupinensteak (siehe Seite 128) ergibt diese pikante Sauce ein feines Hauptgericht.

TIPP

Aus der Sauce lässt sich auch eine schnelle kalte Suppe zaubern: Für Gazpacho die Sauce mit etwa 250 ml kalter Gemüsebrühe verrühren, bis die gewünschte Konsistenz erreicht ist. Noch einmal abschmecken, für 1 Stunde in den Kühlschrank stellen und eiskalt servieren.

BROKKOLI-LUPINEN-DAL

Rezept von Georg Heinrich

Für 2 Portionen

30 g Ingwer
2 TL Fenchelsamen
150 g Lupinenschrot
Salz
200 g Brokkoli
1 Bund Thymian
½ Chilischote
30 ml Sesamöl
2 TL Tomatenmark
200 ml Kokosmilch
Currypulver oder Garam Masala
3–4 bunte Tomaten

1. Den Ingwer nach Belieben schälen oder ungeschält waschen und fein würfeln. Die Fenchelsamen im Mörser zerstoßen. Das Lupinenschrot mit Ingwer, Fenchel und 1 Prise Salz in eine Schüssel geben und mit kaltem Wasser bedeckt über Nacht zugedeckt einweichen.

2. Am nächsten Tag Brokkoli waschen und in Röschen teilen, den Strunk schälen und klein schneiden. Thymian waschen und trocken tupfen, die Blättchen abstreifen. Die Chilischote waschen und klein hacken.

3. Das Sesamöl in einer Pfanne erhitzen. Brokkoli, Thymian und Chili zugeben und unter Rühren erhitzen.

4. Das eingeweichte Lupinenschrot in ein Sieb abgießen und zum Brokkoli in die Pfanne geben. Tomatenmark, Kokosmilch und Currypulver unterrühren. Einen Deckel auflegen und den Dal bei schwacher Hitze 10 Minuten garen.

5. Die Tomaten waschen, abtrocknen und vierteln, dabei den grünen Stielansatz entfernen. Den Dal in zwei tiefen Tellern anrichten und mit den Tomaten garnieren.

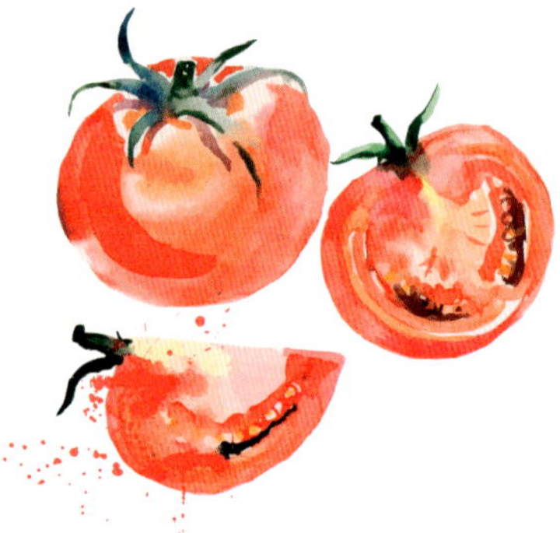

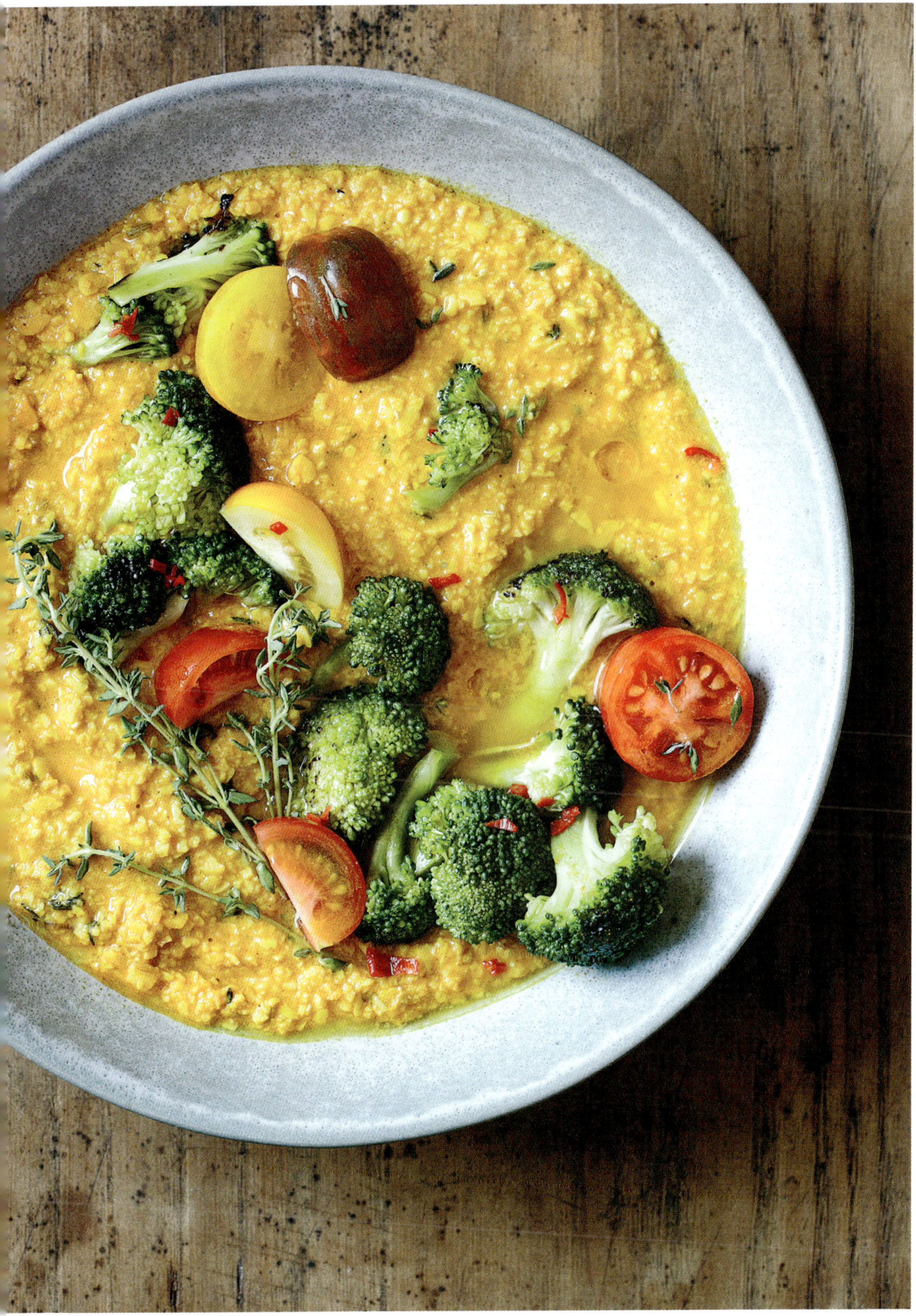

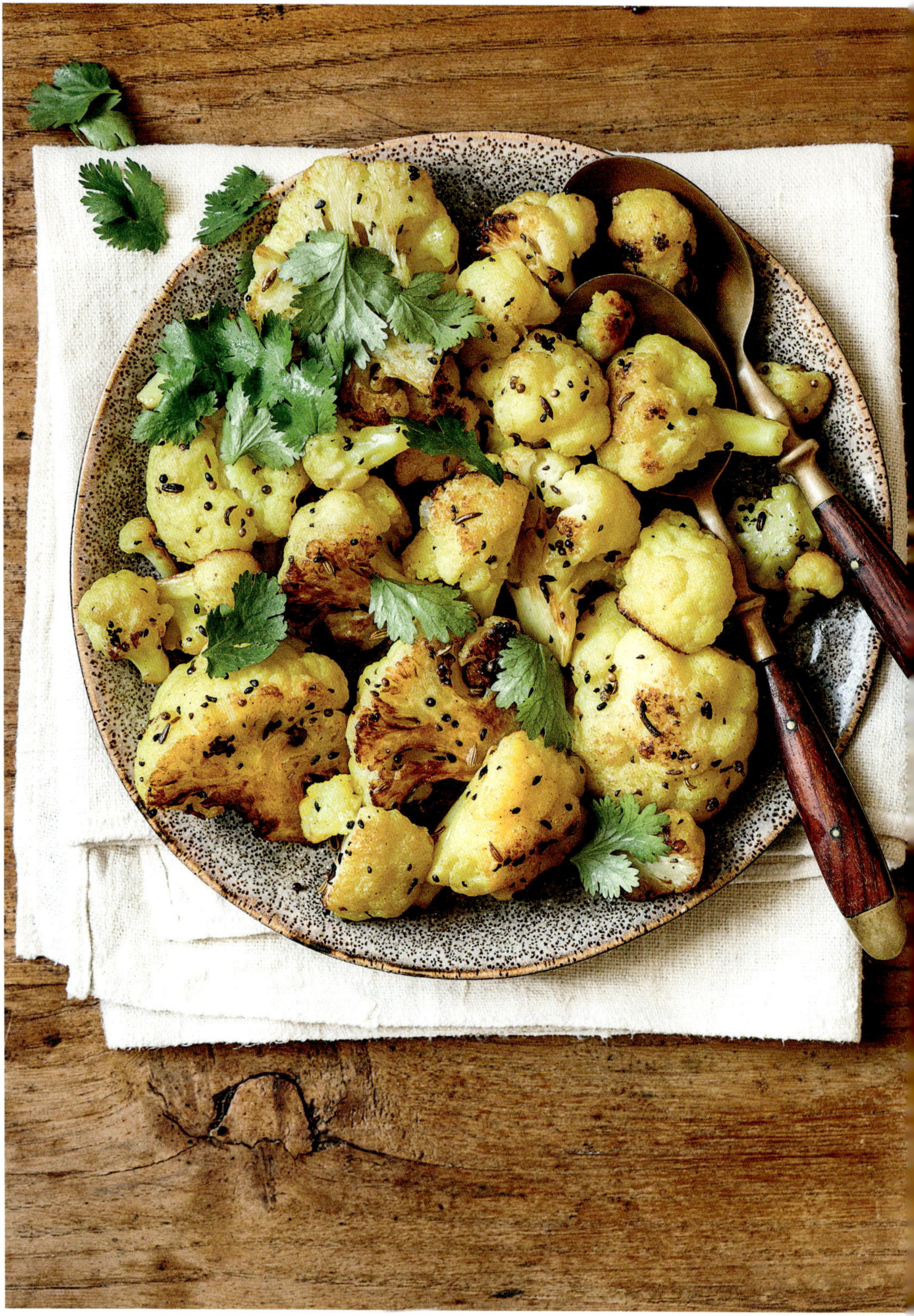

INDISCHER BLUMENKOHL

Rezept von Dorothea Neumayr

Für 2 Portionen

1 großer Blumenkohl
Salz
1 TL Kurkuma
½ Bund Koriandergrün
3 EL natives Kokosöl
je ½ TL Kreuzkümmel, braune Senfkörner, Schwarzkümmel, Fenchelsamen
¼ TL Ajowan (siehe Tipp)
Salz, Pfeffer aus der Mühle

1. Blumenkohl waschen, den Strunk entfernen und den Blumenkohl in Röschen teilen. In einem Topf Salzwasser mit 1 TL Kurkuma zum Kochen bringen und die Blumenkohlröschen darin bissfest garen. Abgießen und abtropfen lassen.

2. Koriander waschen, trocken tupfen und grob zerpflücken. Kokosöl in einer großen Pfanne erhitzen und die Gewürze darin anrösten, bis sie knistern und zu duften beginnen.

3. Blumenkohlröschen zugeben und so lange darin schwenken, bis sie ganz von Öl und Gewürzen überzogen sind. Salzen, pfeffern und mit dem Koriandergrün bestreut servieren.

TIPP

Ajowan wird auch als Indischer Kümmel oder Königskümmel bezeichnet. Er ist scharf und hat ein intensives Thymianaroma – sparsam dosieren!

GEFÜLLTE ZUCCHINI AUF BRENNNESSELSPINAT

Rezept von Georg Heinrich

Für 2 Portionen

8 getrocknete Tomaten
2 mittelgroße Zucchini
etwa 3 EL natives Olivenöl
Salz, Pfeffer aus der Mühle
2 TL Tomatenmark
150 g Pfifferlinge
100 g Schalotten
2 Knoblauchzehen
150 g frischer Spinat
70 g Brennnesselblätter (ersatzweise frischer Spinat)
geriebene Muskatnuss
Cayenne
1 Bio-Zitrone
einige Thymian- und Basilikumblättchen
25 ml Kürbiskernöl

1. Den Backofen auf 180 °C Ober-/Unterhitze vorheizen. Die getrockneten Tomaten 10 Minuten in warmem Wasser einweichen. Zucchini waschen, der Länge nach halbieren und aushöhlen, das herausgenommene Fruchtfleisch klein hacken und beiseitestellen. Die Zucchinihälften rundherum mit etwas Olivenöl bepinseln, salzen und pfeffern. Innen mit etwas Tomatenmark bestreichen. Zucchini mit der Schnittfläche nach oben auf ein Backblech legen und 10 Minuten im heißen Backofen garen.

2. Die Pfifferlinge putzen und klein schneiden. Schalotten und Knoblauch schälen, die Tomaten aus dem Wasser nehmen und alles in kleine Würfel schneiden.

3. 1 EL Olivenöl in einer Pfanne erhitzen und Schalotten, Knoblauch, Tomaten und Pilze darin bei mittlerer Hitze braten. Sobald die Schalotten glasig sind und die Pfifferlinge Farbe bekommen haben, das Fruchtfleisch der Zucchini dazugeben, ganz kurz andünsten und die Pfanne vom Herd nehmen.

4. Spinat und Brennnesselblätter waschen und gut abtropfen lassen. 1 EL Olivenöl in eine Pfanne geben und Spinat und Brennnesseln darin unter mehrmaligem Wenden 3 Minuten leicht erhitzen. Mit geriebener Muskatnuss, Cayenne und Salz würzen.

5. Die Zitrone heiß abwaschen, abtrocknen und etwa 1 TL Schale fein abreiben. Die Zitrone halbieren, eine Hälfte auspressen. Die abgeriebene Zitronenschale und etwas Saft unter die Pilzfüllung mischen. Thymian- und Basilikumblättchen waschen und untermischen. Die Füllung in die Zucchinischiffchen füllen.

6. Die Zucchini auf dem Spinat anrichten und mit Kürbiskernöl beträufelt servieren.

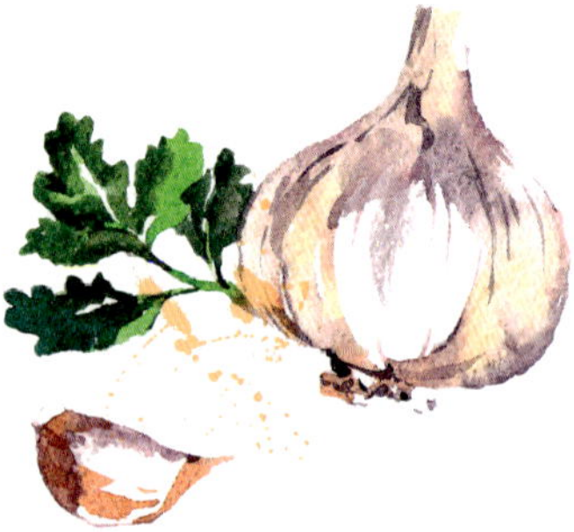

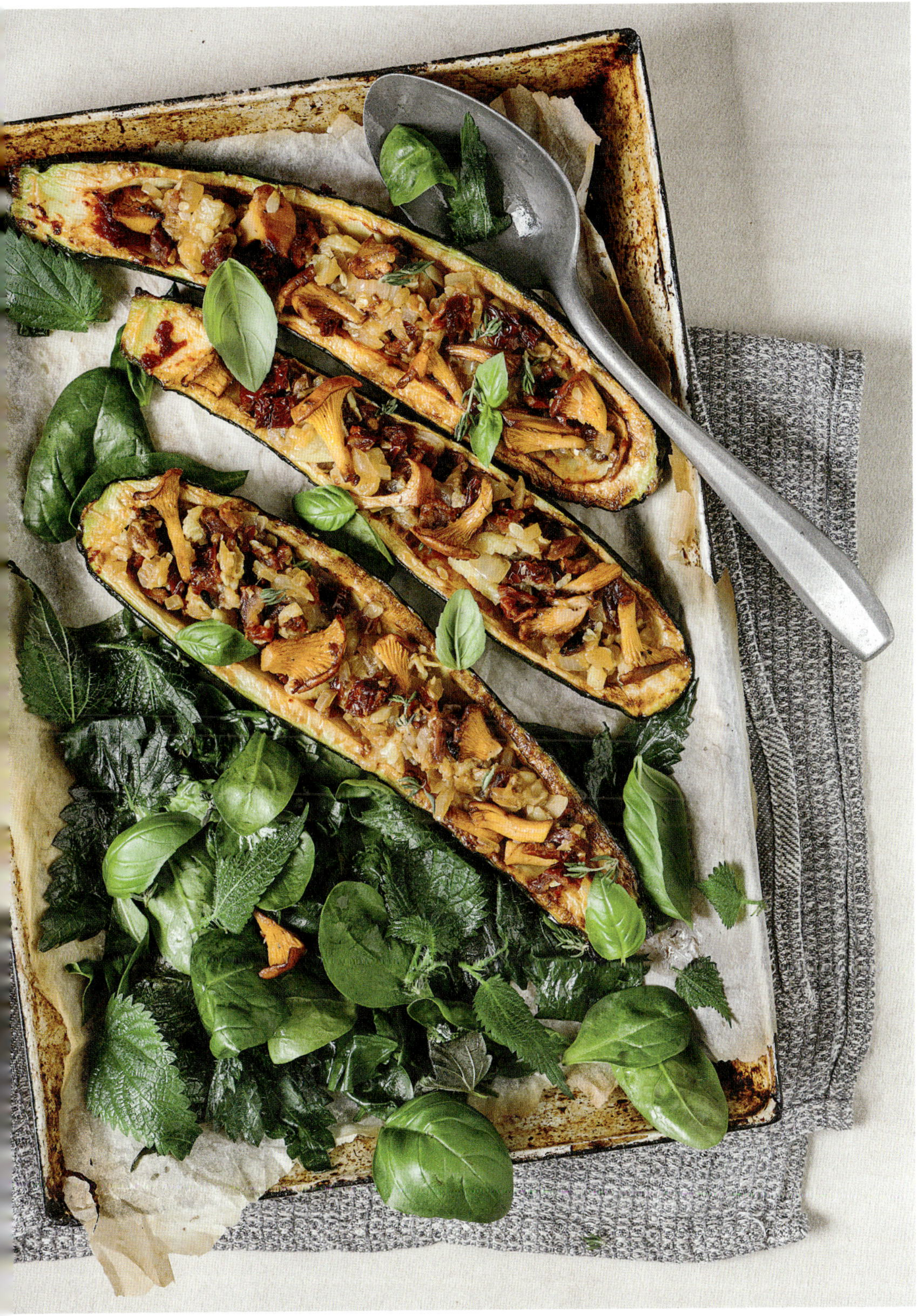

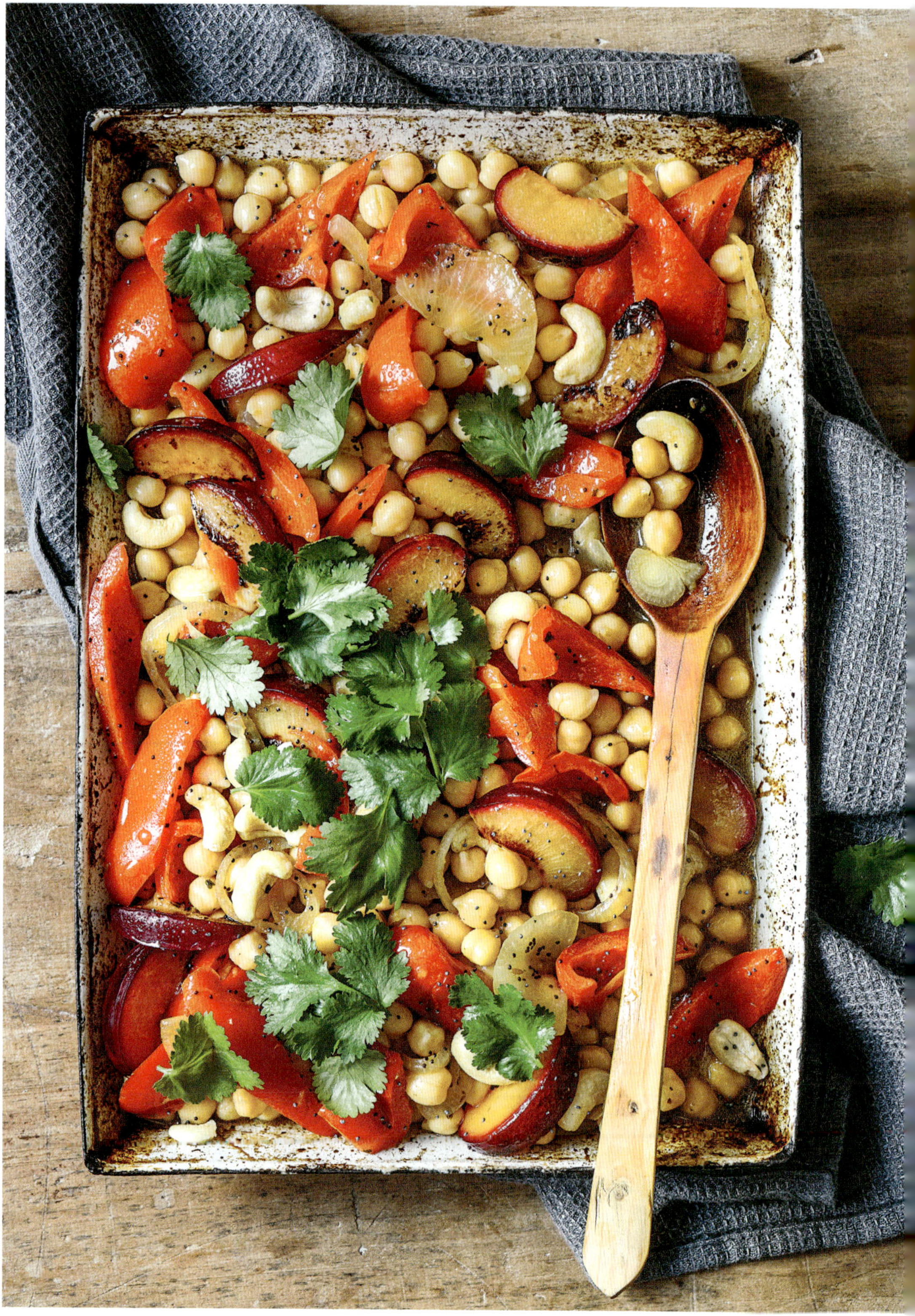

KICHERERBSENTOPF MIT MOHN UND PFLAUMEN

Rezept von Georg Heinrich

Für 2 Portionen

200 g getrocknete Kichererbsen (ersatzweise 400 g Kichererbsen aus dem Glas)
Salz
1 TL Kreuzkümmel
1 Zwiebel
1 kleine Paprikaschote (rot oder gelb)
100 g Pflaumen (frisch, oder 75 g getrocknet)
50 g natives Kokosöl
2 TL Mohnsamen
60 g Cashewkerne
300 ml Gemüsefond
1 Bund Koriandergrün

1. Die getrockneten Kichererbsen über Nacht in kaltem Wasser mit 1 Prise Salz und dem leicht gestoßenen Kreuzkümmel einweichen.

2. Am nächsten Tag die Zwiebel schälen und in dünne Scheiben schneiden. Paprikaschote und Pflaumen waschen und putzen. Paprikaschote entkernen, Pflaumen entsteinen, und das Fruchtfleisch jeweils in mundgerechte, größere Stücke schneiden. Kichererbsen in einem Sieb abtropfen lassen.

3. Das Kokosöl in einem ofenfesten Topf erhitzen, Mohn und Zwiebel zugeben und anschwitzen. Sobald die Zwiebel glasig ist, Paprikastücke, Kichererbsen und Cashewkerne dazugeben. Erneut anschwitzen, Gemüsefond zugießen und das Gemüse 10 Minuten kochen lassen. Den Backofen auf 160 °C Ober-/Unterhitze vorheizen.

4. Die Pflaumen unterrühren und die Mischung 15–20 Minuten im vorgeheizten Backofen garen. Das Koriandergrün waschen, trocken tupfen und grob hacken.

5. Den Eintopf aus dem Ofen nehmen, den Koriander darüberstreuen und das Gericht im Topf servieren.

PILZ-CASSOULET MIT ZUCKERSCHOTEN

Rezept von Georg Heinrich

Für 2 Portionen

je ½ Pastinake und Möhre (jeweils 40 g)
1 Tomate
1 kleine Lauchzwiebel
150 g Pilze der Saison
2 Stangen grüner Spargel
120 g Zuckerschoten
35 ml natives Olivenöl
1 Gewürznelke
Salz
1 dünne Scheibe Ingwer
½ kleine Avocado
1 kleines Bund Majoran (oder 1 EL getrockneter Majoran)
1 kleiner Zweig Liebstöckel

1. Gemüse und Pilze waschen bzw. putzen. Möhre und Pastinake schälen, zusammen mit der Tomate in kleine Würfel schneiden. Die Lauchzwiebel in dünne Scheiben, die Pilze in größere Stücke oder Scheiben schneiden. Vom Spargel das untere Drittel schälen und die Stangen schräg in 1 cm breite Stücke schneiden.

2. Die Hälfte des Olivenöls in einer Pfanne erhitzen und die Pilze darin leicht anbraten. Pastinake und Möhre dazugeben, 2 Minuten durchschwenken und die Lauchzwiebel zufügen. Die Gewürznelke im Mörser fein zerstoßen und mit 1 Prise Salz zum Gemüse in die Pfanne geben. Das Cassoulet in eine Schüssel umfüllen und warm halten.

3. Das restliche Olivenöl in der Pfanne erhitzen, und darin Spargel und Ingwer 3 Minuten andünsten. Die Avocado schälen, vom Kern befreien und in grobe Stücke schneiden. Zusammen mit Zuckerschoten, Tomatenwürfeln und 1 Prise Salz zum Spargel geben und 2–3 Minuten erwärmen.

4. Majoran und Liebstöckel waschen und trocken tupfen. Die Blättchen fein schneiden und in das Pilz-Cassoulet einrühren. Die Pilze mit dem Spargel-Zuckerschoten-Gemüse anrichten.

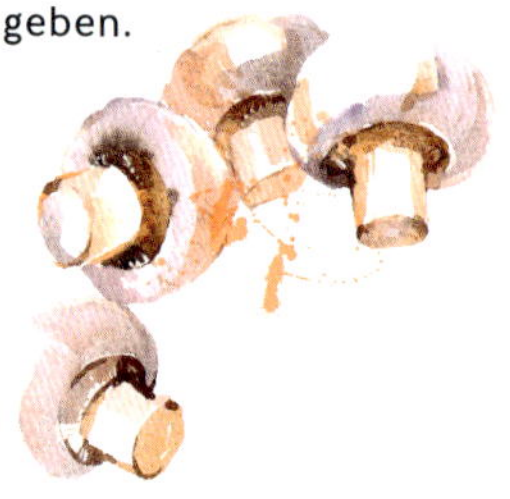

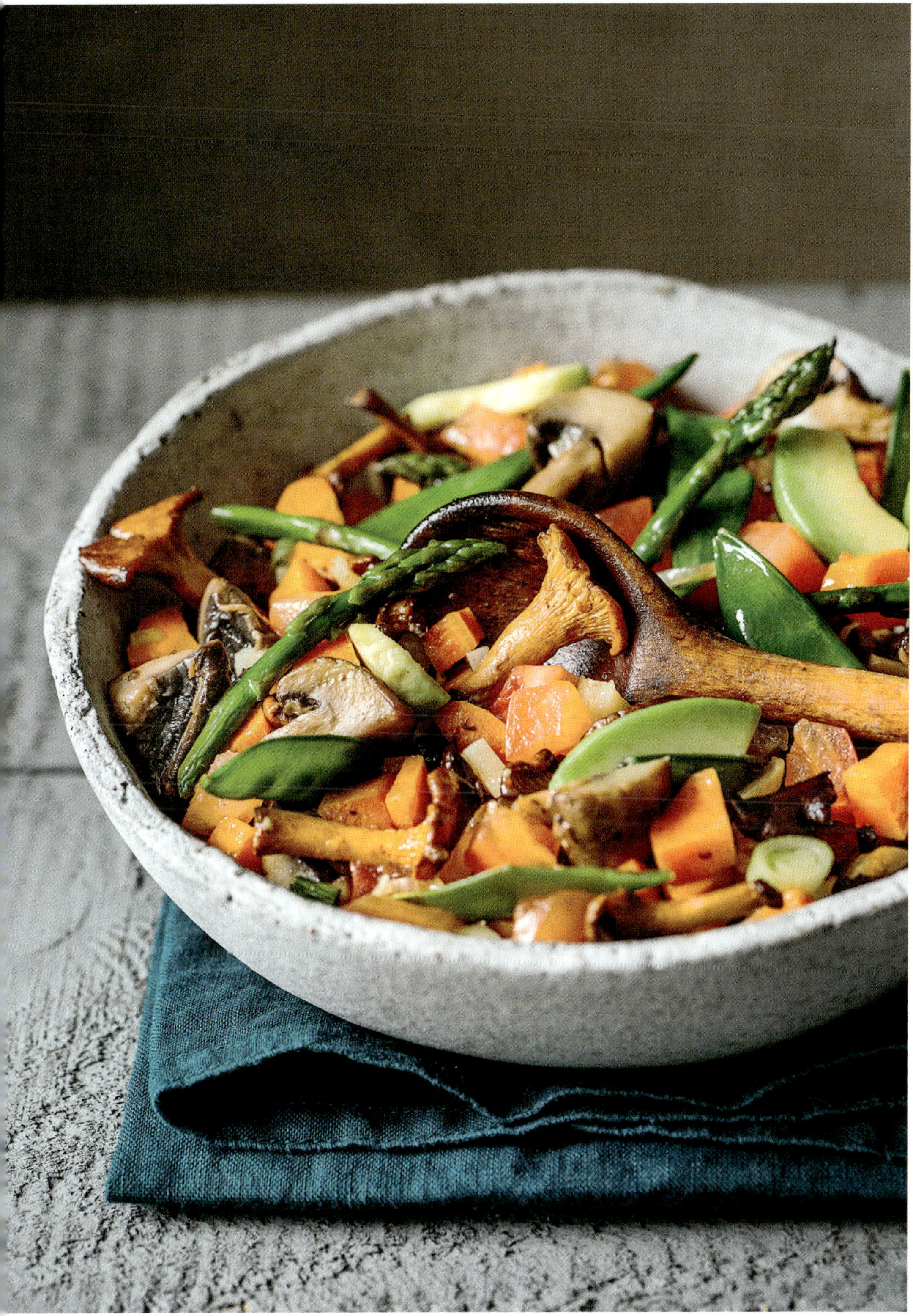

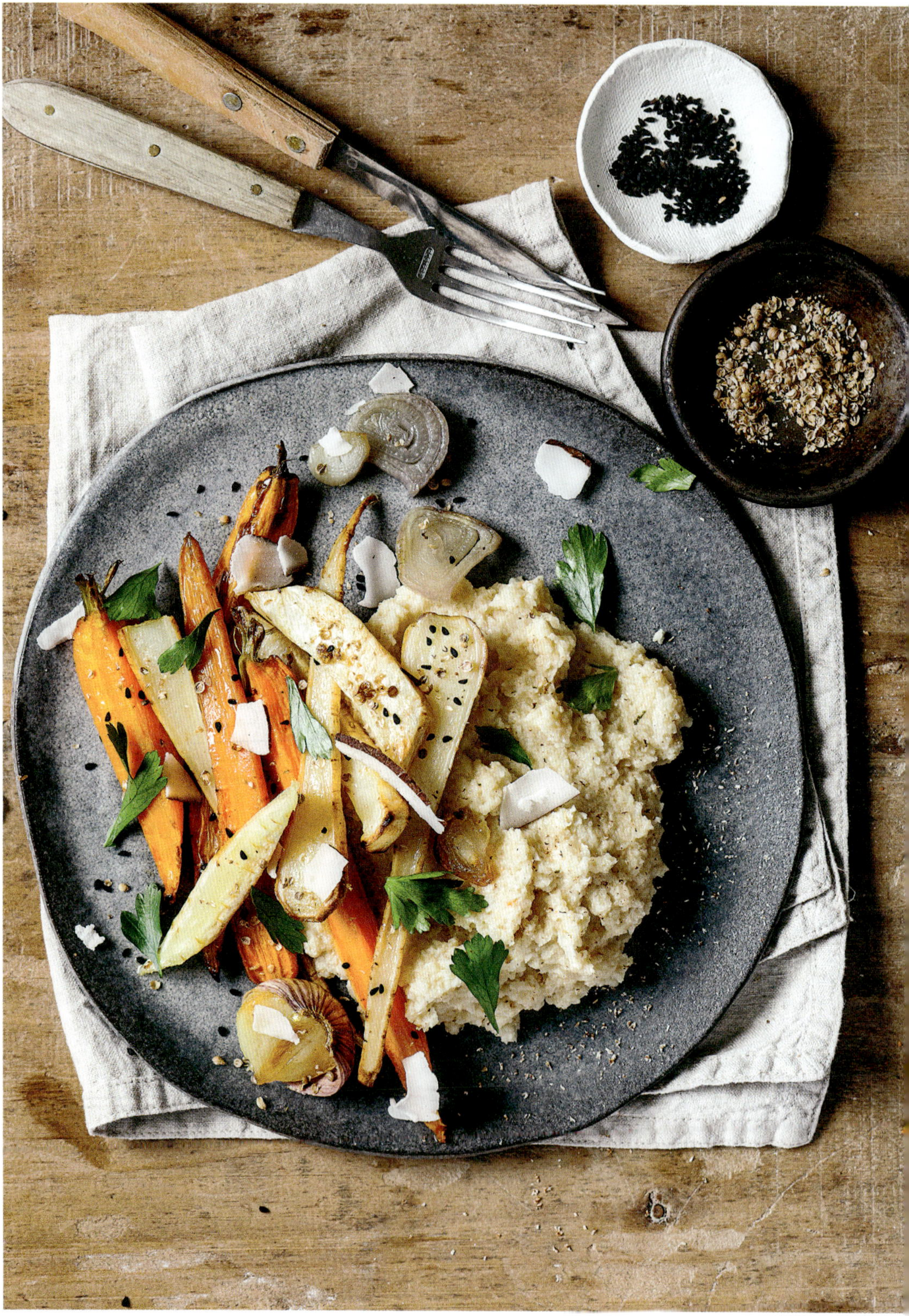

WURZELGEMÜSE AUS DEM OFEN

Rezept von Dorothea Neumayr

Für 2 Portionen

300 g Knollensellerie
200 g dicke Petersilienwurzel
100 g dicke Möhren
1 kleine weiße Zwiebel
1 Knoblauchzehe (nach Belieben)
3 EL natives Kokosöl
1 EL Koriandersamen
Salz, Pfeffer aus der Mühle
½ Bund glatte Petersilie
1 TL Schwarzkümmel
1 EL Kokoschips

1. Backofen auf 180 °C Umluft vorheizen. Das Wurzelgemüse schälen und in mundgerechte Stücke schneiden. Zwiebel schälen und in Ringe schneiden, Knoblauch schälen und fein hacken. Alles mit dem Kokosöl in eine Auflaufform geben.

2. Koriandersamen mahlen und mit Salz und Pfeffer über das Gemüse streuen. Das Gemüse im Backofen 30 Minuten backen, dabei mehrmals wenden.

3. Petersilie waschen, trocken tupfen und fein hacken. Das Gemüse vor dem Servieren mit Petersiliengrün, Schwarzkümmel und Kokoschips bestreuen.

POLENTA VOM BLUMENKOHL

Rezept von Dorothea Neumayr

Für 2 Portionen

500 g Blumenkohl
3 EL natives Olivenöl
300 ml Gemüsebrühe
etwa 40 g feines Mandelmehl
3 Stängel glatte Petersilie
Salz, Pfeffer aus der Mühle
je 1 Msp. Cayenne und geriebene Muskatnuss

1. Den Blumenkohl putzen und waschen. Die Röschen auf einer feinen Reibe sehr fein reiben. In einem Topf 3 EL Olivenöl erhitzen und den Blumenkohl darin unter Rühren leicht anbraten.

2. Die Gemüsebrühe angießen, aufkochen lassen und den Blumenkohl unter Rühren 5 Minuten garen. Mandelmehl einstreuen und kochen lassen, bis es sich mit dem Blumenkohl verbindet.

3. Petersilie waschen, trocken tupfen und fein hacken. „Polenta“ mit Salz, Pfeffer, etwas Cayenne und Muskatnuss würzen und mit der Petersilie bestreut servieren.

SPARGELGEMÜSE AUS DEM WOK

Rezept von Dorothea Neumayr

Für 2 Portionen

500 g Spargel (weiß oder grün)
4 Frühlingszwiebeln
½ grüne Chilischote
½ Bund Koriandergrün
3 EL natives Kokosöl
1 EL rote Currypaste
200 ml Kokosmilch
Saft von ½ Limette
Salz

1. Spargel schälen (weißen Spargel ganz, grünen nur im unteren Drittel), die harten Enden wegschneiden und die Stangen in 2 cm lange Stücke schneiden. Spargelspitzen beiseitelegen.

2. Frühlingszwiebeln putzen, das Weiße in etwa 2 cm lange Stücke schneiden, das Grüne in feine Ringe. Chilischote waschen, die Kerne entfernen und die Schote fein hacken. Koriander waschen, trocken tupfen und fein hacken.

3. 2 EL Kokosöl im Wok erhitzen und die Zwiebelstücke andünsten, dickere Spargelstücke unter Rühren 3 Minuten mitbraten. Dann die mittleren Spargelstücke zugeben und weitere 3 Minuten braten.

4. Das Gemüse an den Rand schieben, restliches Kokosöl zugeben, die Currypaste anrösten und mit der Kokosmilch ablöschen. Aufkochen lassen, Spargelspitzen, Chili und Zwiebelgrün zugeben. Alles 3–4 Minuten garen, bis der Spargel bissfest ist.

5. Das Gemüse mit etwas Limettensaft und Salz abschmecken und mit Koriandergrün bestreut servieren.

TIPP

Für den großen Hunger mit Shirataki-Nudeln (siehe Tipp Seite 101) servieren!

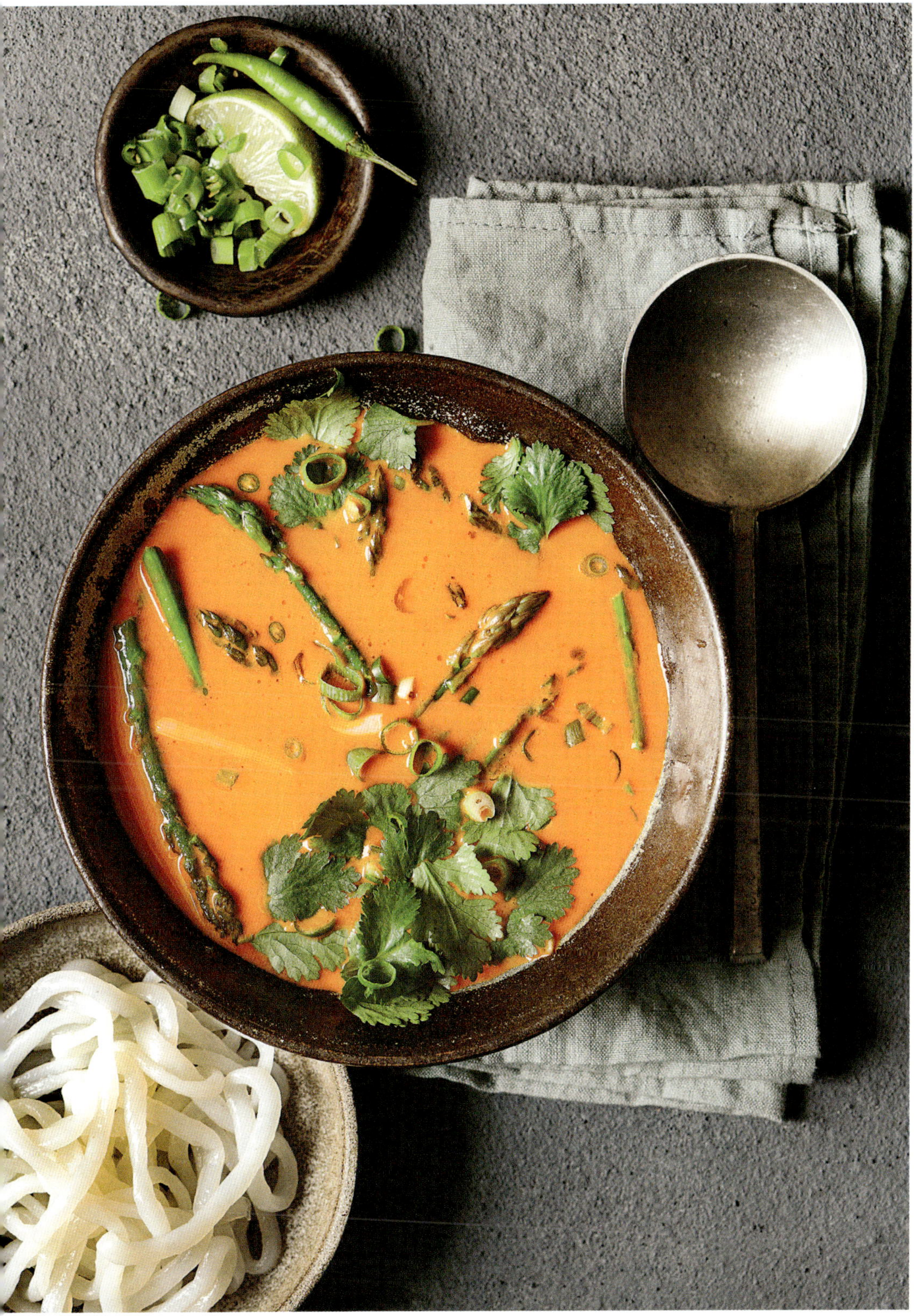

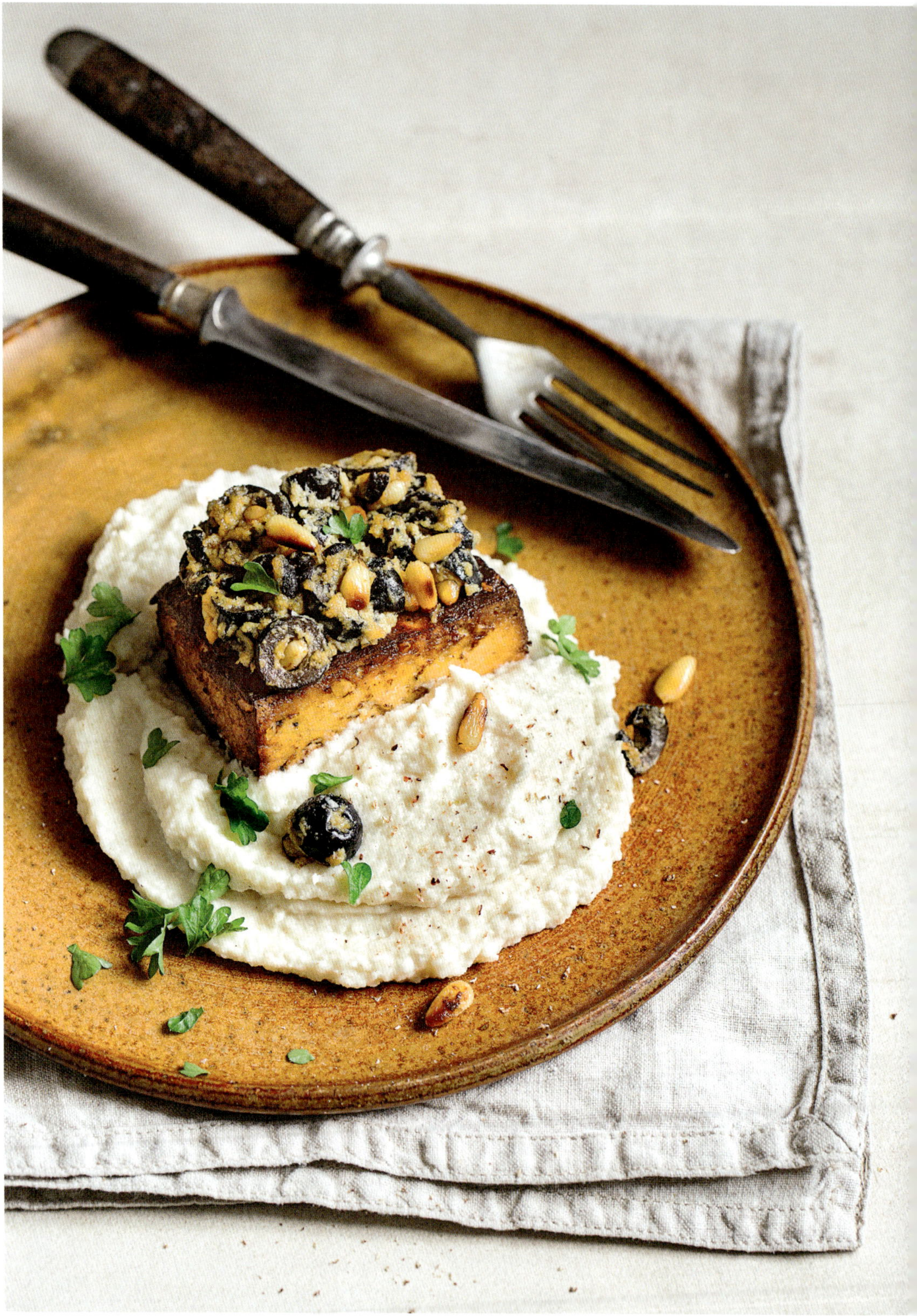

ÜBERBACKENER TOFU MIT SELLERIEPÜREE

Rezept von Dorothea Neumayr

Für 2 Portionen

Für den überbackenen Tofu

2 EL Pinienkerne
30 g schwarze Oliven ohne Stein
3 Stängel glatte Petersilie
3 EL natives Olivenöl
1 TL Dijonsenf
1 EL Sojamehl
Salz, Pfeffer aus der Mühle
200 g Nusstofu
1 EL Rapsöl

Für das Selleriepüree

400 g Knollensellerie
1 Schalotte
Salz
2 EL Kokosöl
50 ml Kokosmilch
1 Msp. geriebene Muskatnuss
Pfeffer aus der Mühle

1. Pinienkerne in einer Pfanne ohne Fett goldbraun rösten und fein hacken. Oliven in Ringe schneiden. Petersilie waschen, trocken tupfen und fein hacken.

2. Für das Selleriepüree Sellerie und Schalotte schälen, würfeln und in Salzwasser 15 Minuten kochen. Backofen auf 180 °C Umluft vorheizen.

3. In der Zwischenzeit für den Tofu 2 EL Olivenöl mit Oliven, Pinienkernen, Senf und Sojamehl gut verrühren, salzen und pfeffern. Nusstofu halbieren, 1 EL Olivenöl in einer Pfanne erhitzen und den Tofu rundherum anbraten, bis er gut gebräunt ist. Mit Salz und Pfeffer würzen.

4. Eine Auflaufform mit dem Rapsöl einstreichen, die Tofuscheiben hineingeben und mit der Olivenmasse bestreichen. Tofu im Backofen auf der mittleren Schiene in 12 Minuten goldgelb backen.

5. Den gegarten Sellerie abgießen und mit Kokosöl und Kokosmilch im Mixer fein pürieren. Mit geriebener Muskatnuss, Salz und Pfeffer abschmecken. Den überbackenen Tofu mit Petersilie bestreuen und mit dem Selleriepüree servieren.

LUPINENSTEAK MIT MANDELKRUSTE

Rezept von Dorothea Neumayr

Für 2 Portionen

4 Stängel glatte Petersilie
80 g vegane Margarine
6 EL geriebene Mandeln
¼ TL braunes Senfmehl
Salz, Pfeffer aus der Mühle
2 Zweige frischer Thymian (oder 2 TL getrockneter Thymian)
4 EL natives Olivenöl
Saft von ½ Zitrone
4 Lupinensteaks (200 g)

1. Für die Mandelkruste die Petersilie waschen, trocken tupfen und fein hacken. Vegane Margarine, Mandeln, Senfmehl und Petersilie gut verkneten, mit Salz und Pfeffer würzen und 1 Stunde kalt stellen.

2. Backofen auf 200 °C Umluft vorheizen. Thymian waschen, trocken tupfen und die Blättchen abstreifen. Mit 2 EL Olivenöl, etwas Zitronensaft, Salz und Pfeffer verrühren und die Lupinensteaks damit marinieren.

3. Restliches Olivenöl in einer Pfanne erhitzen und die Lupinensteaks darin rundherum scharf anbraten. Steaks in eine feuerfeste Form legen und mit der Mandelmasse bedecken.

4. Die Lupinensteaks im Backofen etwa 15 Minuten backen, bis die Kruste schön braun ist.

TIPP

Wer es etwas deftiger mag, verwendet statt der Mandeln Walnüsse.

TIPP

Dazu passt hervorragend der Fenchelsalat mit Pistazien von Seite 84.

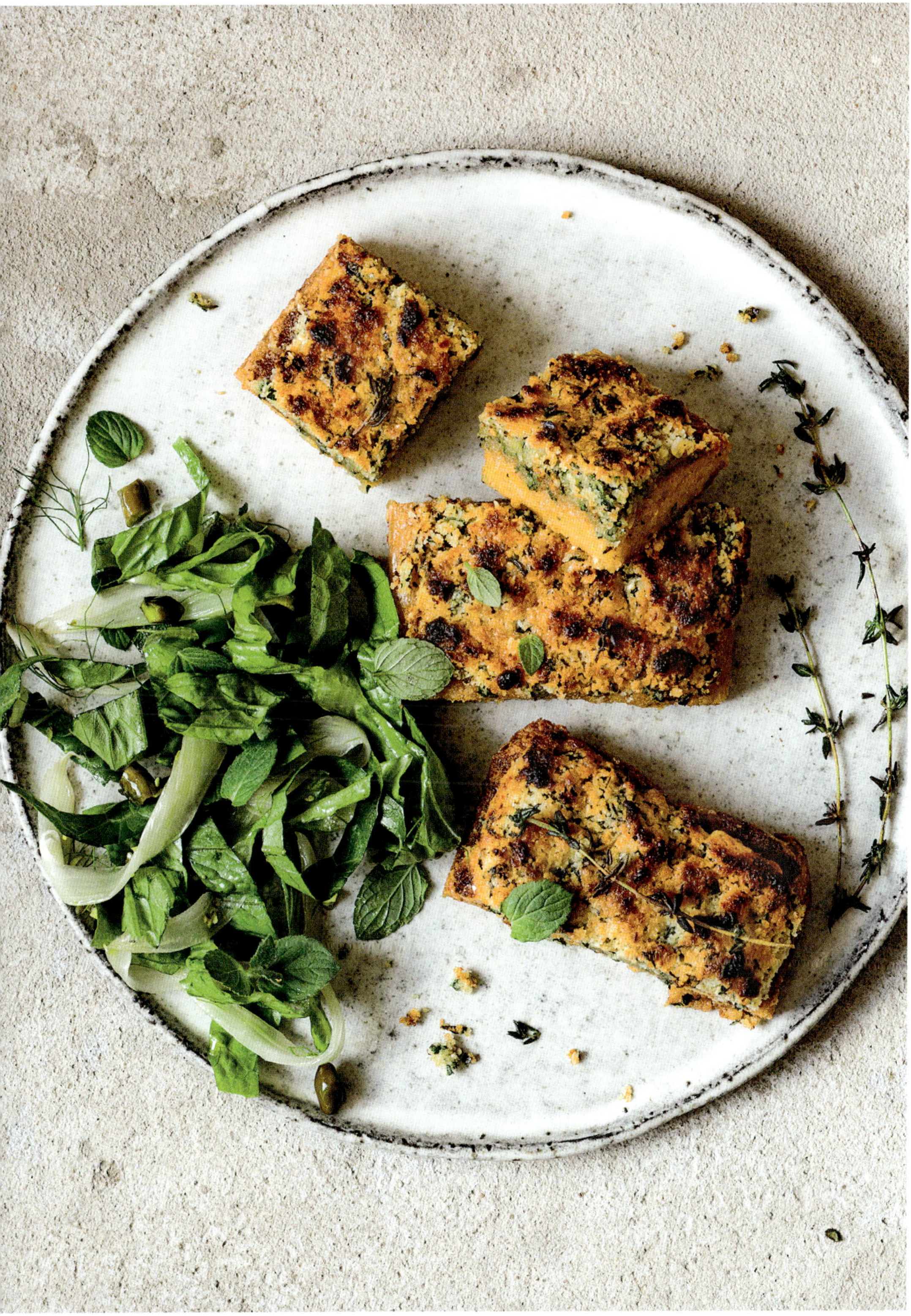

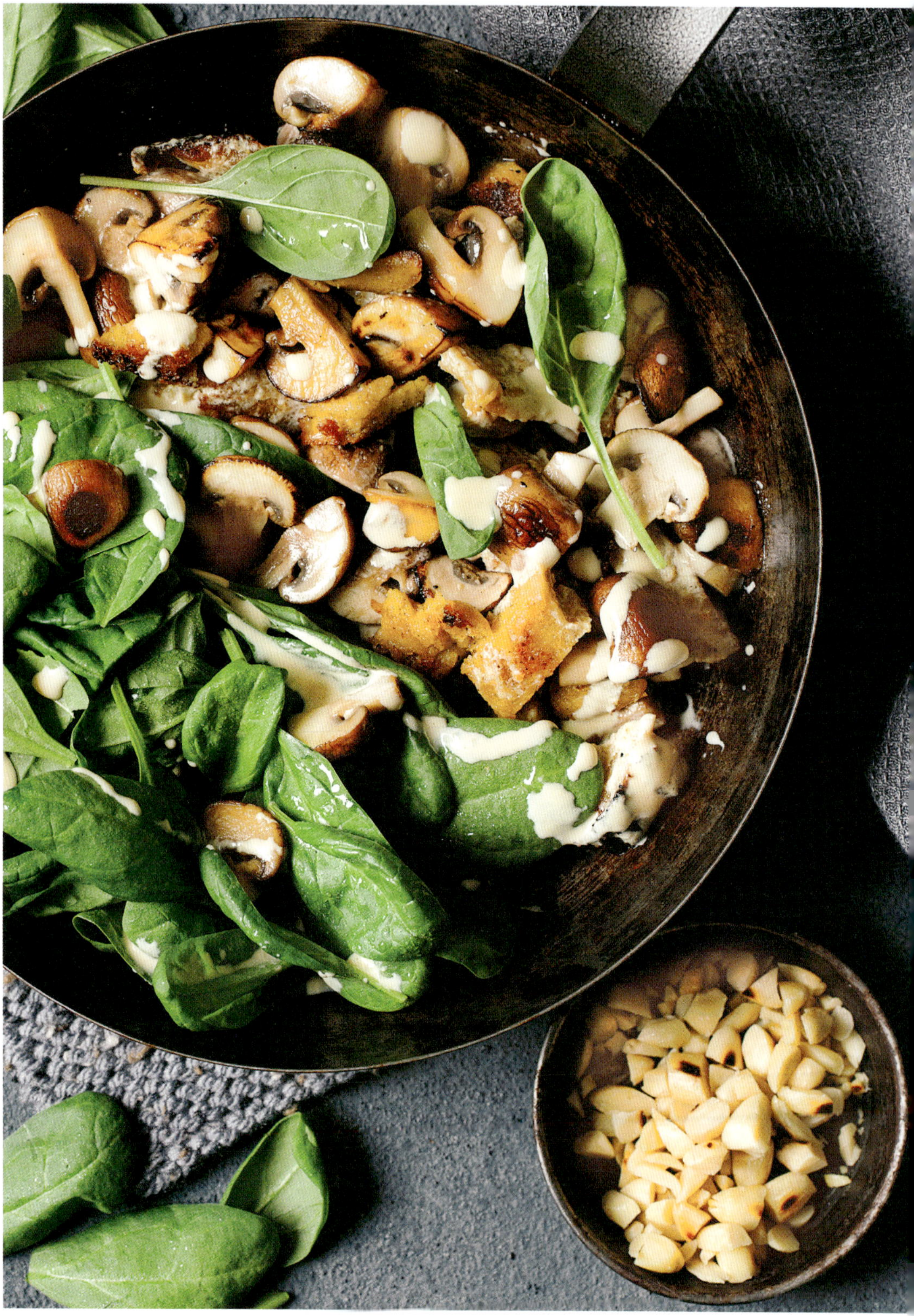

LUPINENGESCHNETZELTES IN PILZRAHM

Rezept von Dorothea Neumayr

Für 2 Portionen

2 EL geschälte Mandeln
250 g braune Champignons oder andere frische Pilze
150 g frischer Spinat
250 g Lupinenfilets
3 EL natives Kokosöl
70 ml Haferdrink
200 g Soja cuisine
1 TL Dijonsenf
Salz, Pfeffer aus der Mühle
1 Msp. geriebene Muskatnuss

1. Mandeln grob hacken und in einer Pfanne ohne Fett goldbraun rösten. Pilze putzen und in Stücke oder Scheiben schneiden. Spinat verlesen, waschen und abtropfen lassen. Lupinenfilets in 2 cm große Würfel schneiden.

2. In einer großen Pfanne 2 EL Kokosöl erhitzen und die Lupinenwürfel etwa 3 Minuten rundherum anbraten, bis sie goldbraun sind. Herausnehmen und beiseitestellen.

3. Das restliche Öl in die Pfanne geben und die Pilze darin etwa 4 Minuten braten. Mit dem Hanfdrink ablöschen, Soja cuisine und Senf einrühren. Lupinenwürfel zufügen und weitere 5 Minuten schwach kochen lassen. Bei Bedarf noch etwas Wasser zugeben.

4. Den Spinat zufügen und zusammenfallen lassen, und das Geschnetzelte mit Salz, Pfeffer und frisch geriebener Muskatnuss würzen. Mit den gerösteten Mandeln bestreut servieren.

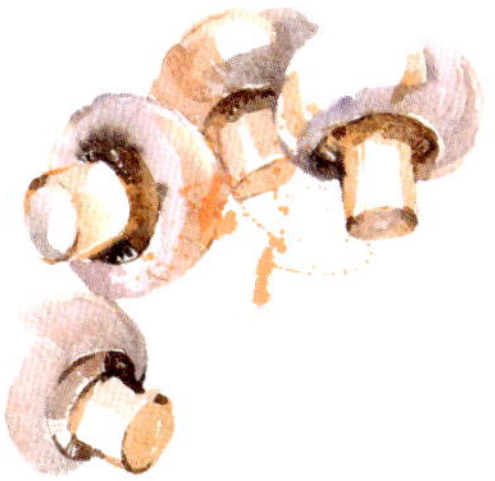

MÖHRENBANDNUDELN MIT MANGOLD UND CASHEWSAHNE

Rezept von Dorothea Neumayr

Für 2 Portionen

Für die Möhrenbandnudeln

150 g Mangold
1 reife Fleischtomate
6 dicke Möhren
2 EL Cashewkerne
125 ml Gemüsebrühe
Saft von ½ Zitrone
3 EL natives Olivenöl
1 Prise Cayenne
Salz, Pfeffer aus der Mühle

Für die Cashewsahne

150 g Cashewkerne
½ Knoblauchzehe (nach Belieben)
Saft von ½ Zitrone
Salz, Pfeffer aus der Mühle

1. Für die Cashewsahne die Cashewkerne mindestens 8 Stunden – am besten über Nacht – in kaltem Wasser einweichen. Am nächsten Tag die Knoblauchzehe schälen. Die eingeweichten Cashewkerne in ein Sieb abgießen und im Mixer mit 125 ml Wasser, Knoblauch und Zitronensaft sehr fein pürieren. Mit Salz und Pfeffer abschmecken.

2. Mangold waschen und abtropfen lassen. Die Stiele aus den Blättern herausschneiden und klein würfeln. Die Mangoldblätter quer in etwa 1 cm breite Streifen schneiden. Die Tomate an der Seite ohne Stielansatz kreuzweise einritzen, mit kochend heißem Wasser überbrühen, häuten, halbieren und entkernen. Dabei den grünen Stielansatz entfernen. Die Tomatenhälften in dünne Streifen schneiden.

3. Möhren schälen und mit einem Sparschäler zu dünnen Bandnudeln schneiden. Cashewkerne grob hacken und in einer Pfanne ohne Fett goldbraun rösten. Die Gemüsebrühe aufkochen und die gewürfelten Mangoldstiele darin bei schwacher Hitze etwa 3 Minuten garen. Zitronensaft mit 1 EL Öl, Cayenne und etwas Pfeffer verrühren.

4. 2 EL Olivenöl in einer Pfanne erhitzen und die Möhrenstreifen darin bei mittlerer Hitze unter Rühren 7–10 Minuten bissfest garen. Tomatenstreifen, Mangoldstiele mit der Brühe sowie die Mangoldstreifen locker untermengen. Das Gemüse in eine Schüssel geben und mit der Zitronen-Öl-Mischung vermischen.

5. Die Cashewsahne unterrühren und das Gericht nochmals mit Salz und Pfeffer abschmecken. In tiefe Teller verteilen, jeweils mit etwas Pfeffer aus der Mühle würzen und mit den gerösteten Cashewkernen bestreut servieren.

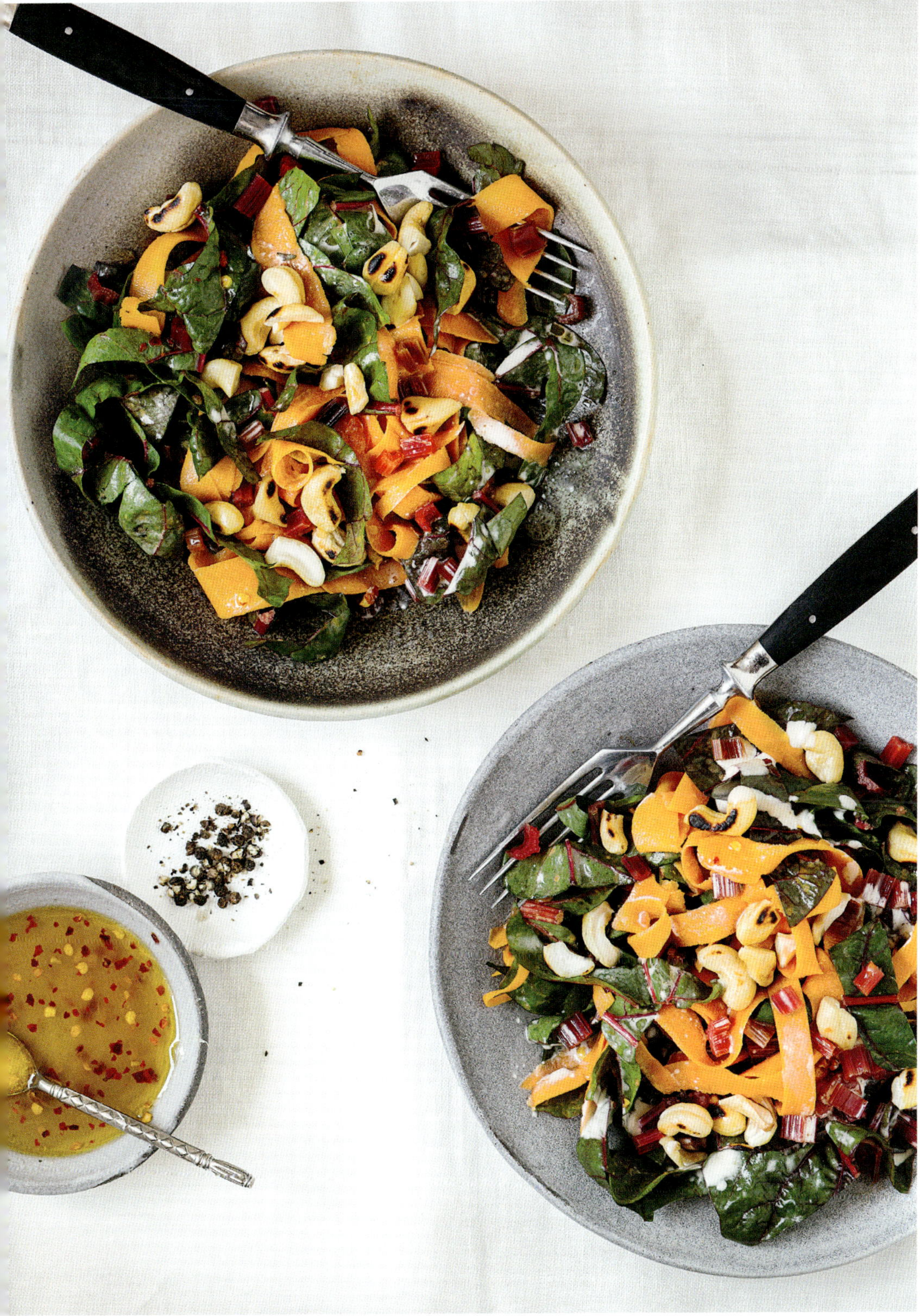

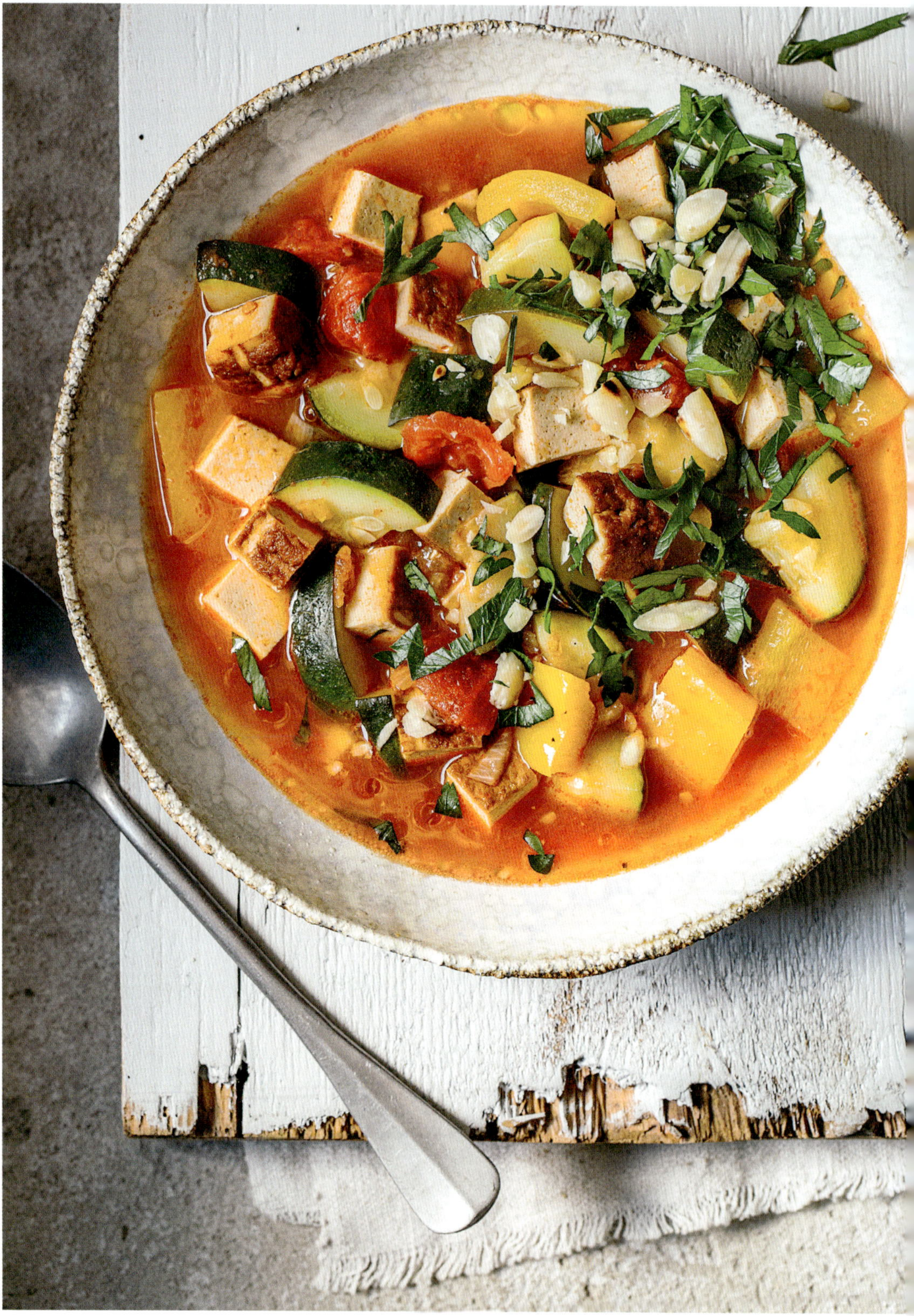

GEMÜSEGULASCH MIT TOFU

Rezept von Dorothea Neumayr

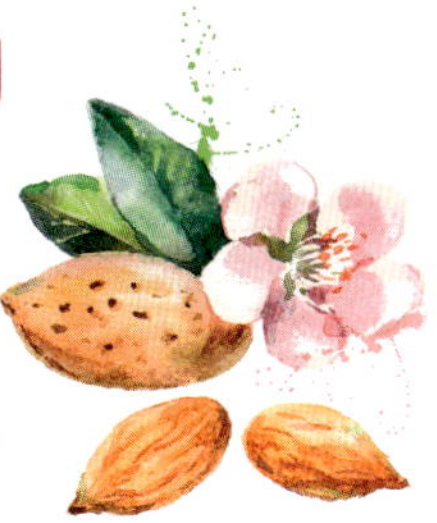

Für 2 Portionen

1 gelbe Paprikaschote
1 Zucchino
1 weiße Zwiebel
1 Fleischtomate
250 g Tofu geräuchert
½ Bund glatte Petersilie
2 EL geschälte Mandeln
3 EL natives Olivenöl
2 EL Tomatenmark
1 TL Paprikapulver edelsüß
200 ml Gemüsebrühe
Salz, Pfeffer aus der Mühle

1. Paprikaschote und Zucchino waschen und putzen. Paprikaschote halbieren und entkernen. Paprika und Zucchino in 1 cm große Würfel schneiden. Zwiebel schälen und fein hacken. Tomate überbrühen und die Haut abziehen, grünen Stielansatz entfernen und das Fruchtfleisch in grobe Stücke schneiden.

2. Tofu in 2 cm große Würfel schneiden. Petersilie waschen, trocken tupfen und fein hacken. Mandeln grob hacken und in einer Pfanne ohne Fett goldbraun rösten.

3. Das Öl in einem Topf erhitzen und die Zwiebel darin anbraten. Paprika und Zucchino zufügen und kurz mitbraten. Tomatenmark und Paprikapulver zugeben und 2 Minuten unter Rühren mitbraten. Mit der Gemüsebrühe ablöschen und zugedeckt etwa 10 Minuten bei mittlerer Hitze schmoren lassen.

4. Tofuwürfel, Tomatenstücke, Salz und Pfeffer zufügen und weitere 10 Minuten ohne Deckel schwach kochen lassen. Die gehackte Petersilie unterrühren und mit den Mandeln bestreut servieren.

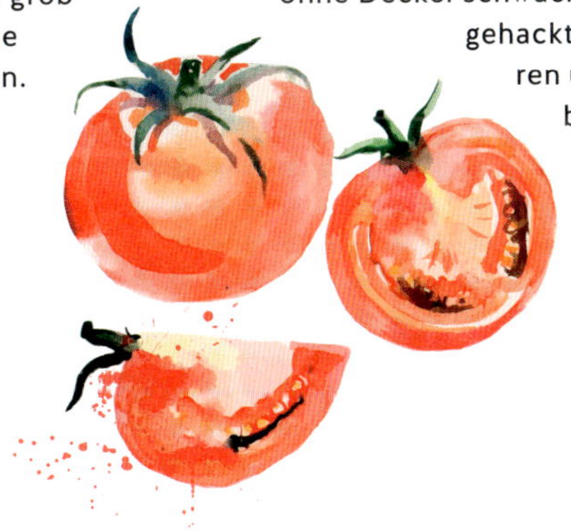

KOKOSCURRY MIT SHIRATAKI-NUDELN

Rezept von Dorothea Neumayr

Für 2 Portionen

200 g Shirataki-Nudeln
Salz
2 reife Fleischtomaten
200 g Nusstofu
2 EL natives Kokosöl
2 Frühlingszwiebeln
1 EL Tomatenmark
1½ TL rote Currypaste
200 ml Kokosmilch
Pfeffer aus der Mühle
2 EL Cashewkerne

1. Die Nudeln in einem Sieb unter fließendem Wasser sehr gründlich abspülen. Einen Topf mit Salzwasser zum Kochen bringen und die Nudeln darin 1 Minute kochen. Abgießen und beiseitestellen.

2. Tomaten überbrühen und häuten, den grünen Stielansatz entfernen und das Fruchtfleisch in grobe Stücke schneiden. Tofu trocken tupfen und halbieren. Eine Hälfte in dünne Scheiben schneiden und in 1 EL Kokosöl knusprig anbraten, die andere Hälfte in Würfel schneiden und mit den Tomaten im Mixer fein pürieren.

3. Frühlingszwiebeln putzen und fein hacken, das Grün in feine Ringe schneiden. 1 EL Kokosöl in einer Pfanne erhitzen und die gehackten Zwiebeln darin glasig andünsten. Tomatenmark und Currypaste unterrühren, mit Kokosmilch ablöschen und 3 Minuten schwach kochen lassen. Tofu-Tomaten-Püree unterrühren und weitere 7 Minuten kochen, mit Salz und Pfeffer würzen.

4. Cashewkerne grob hacken. Nudeln und Tofuscheibchen in die Sauce geben und nochmals abschmecken. Mit Zwiebelgrün und Cashewkernen bestreut servieren.

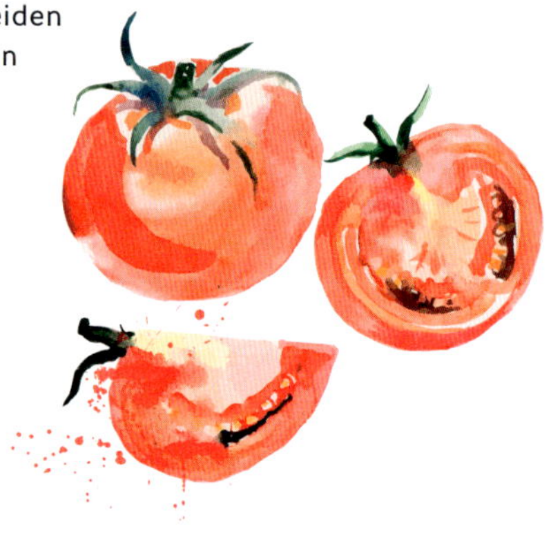

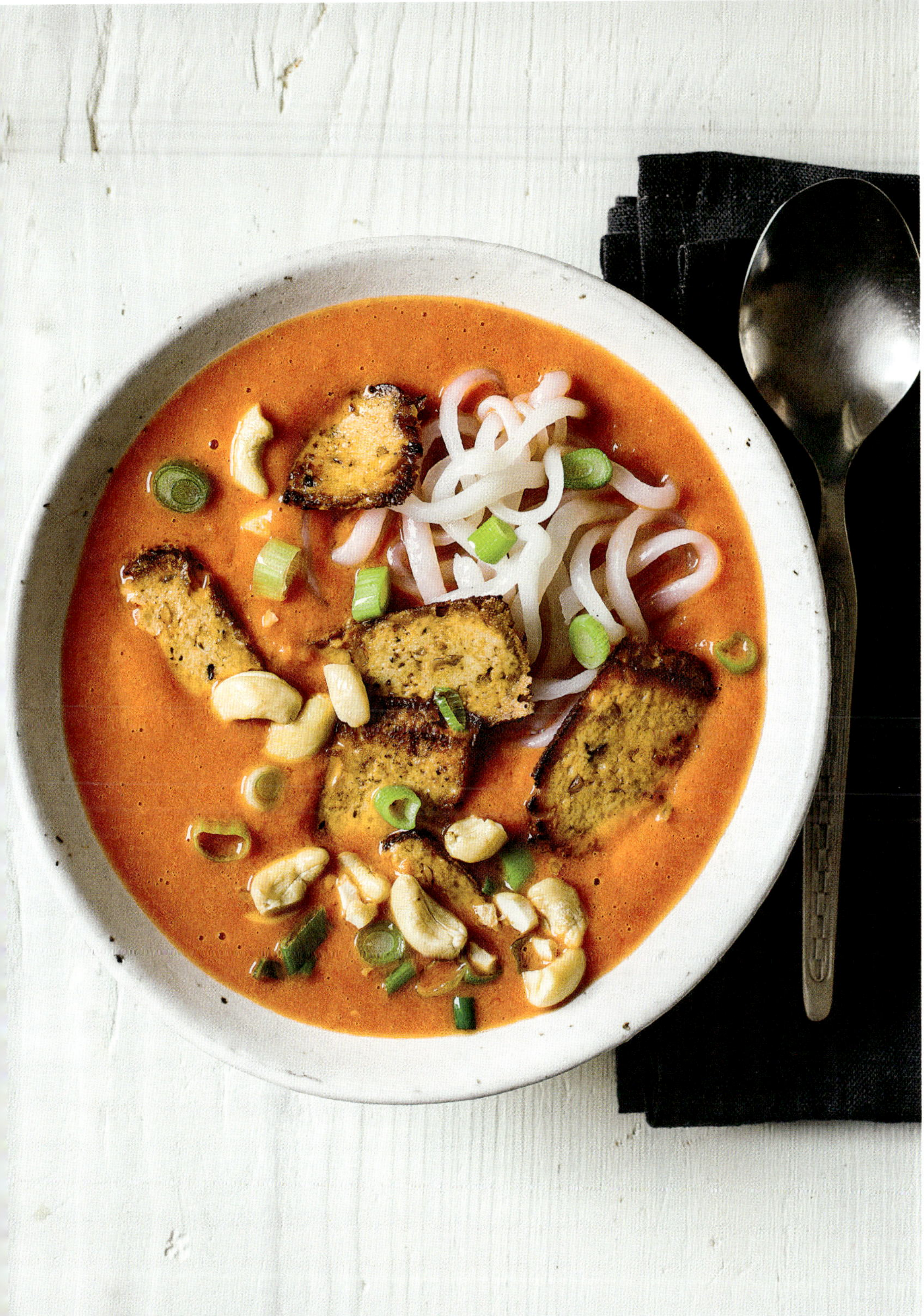

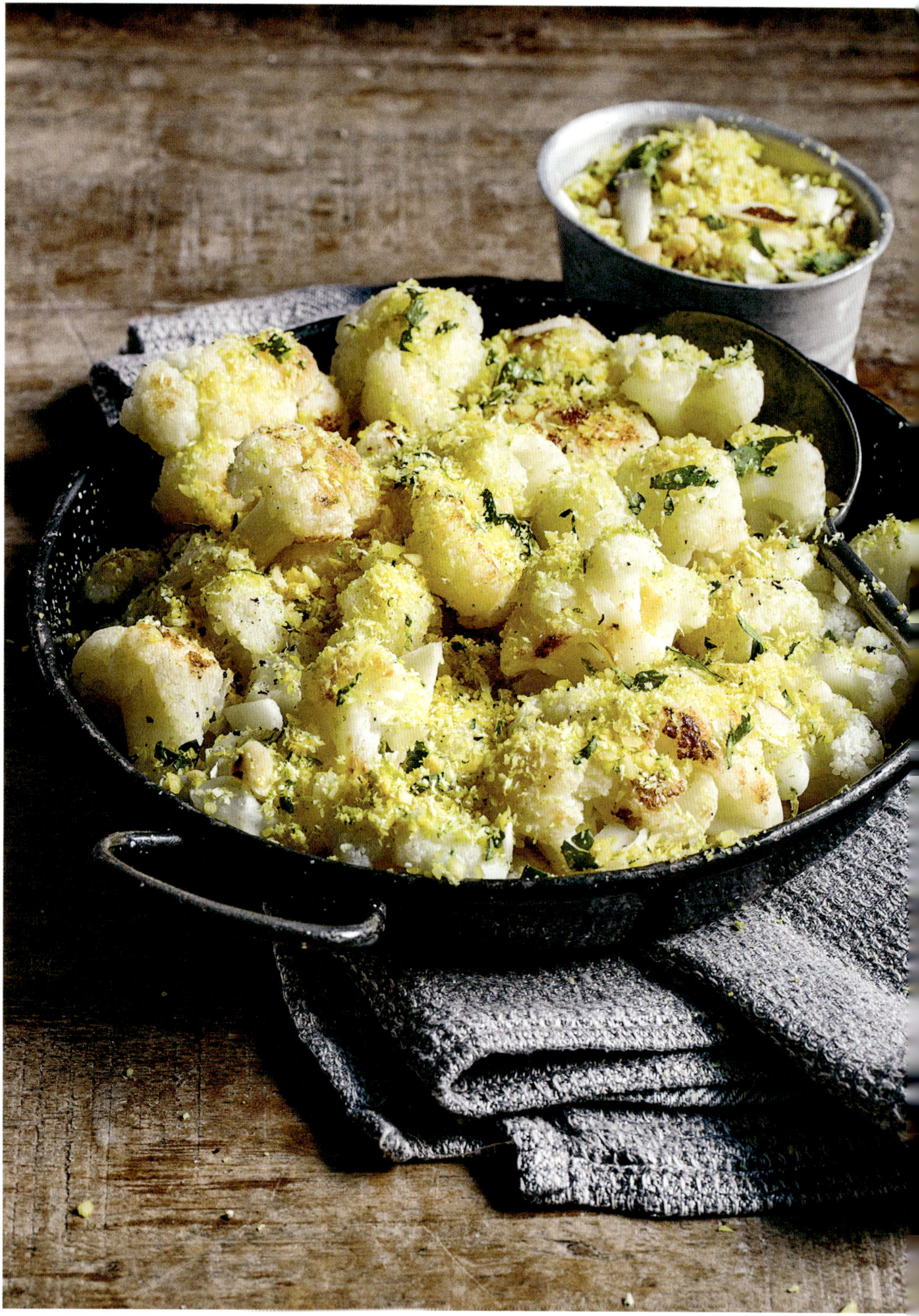

BLUMENKOHL MIT MANDEL-GREMOLATA

Rezept von Dorothea Neumayr

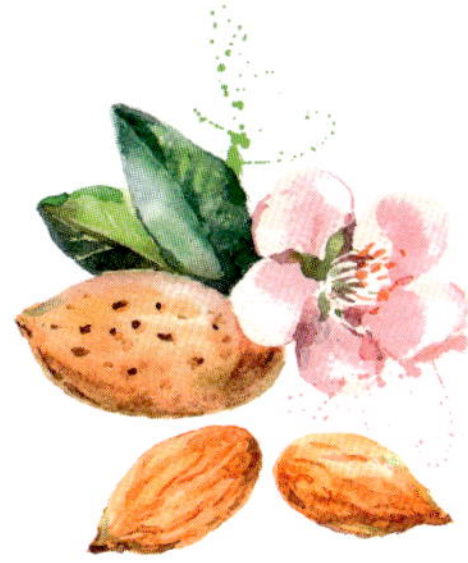

Für 2 Portionen

500 g Blumenkohl
25 g geschälte Mandeln
1 EL Kokosflocken
1 TL Currypulver
1 unbehandelte Limette
10 g frischer Ingwer
½ Bund Koriandergrün
Salz
2 EL natives Kokosöl
Pfeffer aus der Mühle

1. Blumenkohl putzen, waschen und den dicken Strunk entfernen. Blumenkohl in gleichmäßige Röschen teilen, in einen Dämpfkorb legen und in einem großen Topf über Wasser zugedeckt bissfest dämpfen.

2. Für die Gremolata die Mandeln grob hacken und in einer Pfanne ohne Fett goldbraun rösten. Mandeln, Kokosflocken und Currypulver im Mixer sehr fein mahlen.

3. Die Limette heiß abwaschen, abtrocknen und etwa 1 TL Schale abreiben. Ingwer schälen und ebenfalls fein reiben. Koriandergrün waschen, trocken tupfen und fein hacken. Limettenschale, Ingwer und Koriander gut vermischen und leicht salzen. Das Mandel-Kokos-Currypulver untermischen.

4. In einer Pfanne das Kokosöl erhitzen und die gedämpften Blumenkohlröschen darin schwenken, salzen und pfeffern. Mit der Gremolata bestreut servieren.

TIPP
Die Gremolata schmeckt auch gut mit Macadamianüssen statt Mandeln.

TIPP
Sie passt auch als Topping zu Gemüsepürees, Cremesuppen und Salaten.

AUBERGINENPÜREE MIT TOMATEN

Rezept von Dorothea Neumayr

Für 2 Portionen

- 2 mittelgroße Auberginen
- 2 Frühlingszwiebeln
- je ½ Bund Minze und glatte Petersilie
- 2 reife Fleischtomaten
- 3 EL natives Olivenöl
- Salz, Pfeffer aus der Mühle
- 1 Knoblauchzehe (nach Belieben)
- Saft von ½ Zitrone
- 1 TL Granatapfelsaft
- ½ Granatapfel
- 2 EL geschälte Mandeln

1. Backofen auf 200 °C Umluft vorheizen. Auberginen waschen und auf ein Backblech legen. Im Backofen etwa 30 Minuten backen, bis sie weich sind. Abkühlen lassen, Haut und Stielansatz entfernen und das Fruchtfleisch in einem Sieb abtropfen lassen.

2. In der Zwischenzeit Frühlingszwiebeln putzen, den weißen Teil fein hacken. Minze und Petersilie waschen, trocken tupfen und die Blättchen fein hacken. Tomaten waschen, den grünen Stielansatz entfernen und das Fruchtfleisch in kleine Stücke schneiden. Tomatenstückchen mit den Zwiebeln, 1 EL Olivenöl und den gehackten Kräutern vermischen, leicht salzen und pfeffern.

3. Knoblauch schälen und fein hacken. Abgetropfte Auberginen mit 1 EL Olivenöl, Knoblauch, Zitronensaft, Salz und Granatapfelsaft im Mixer pürieren. Die Hälfte der Tomaten-Kräuter-Mischung unterrühren.

4. Kerne aus dem Granatapfel lösen. Mandeln grob hacken und in einer Pfanne ohne Fett goldbraun rösten.

5. Auberginenpüree in eine Schale füllen, die restliche Tomatenmischung darauf verteilen, das restliche Olivenöl darübergießen, frischen Pfeffer darübermahlen und mit Granatapfelkernen und gerösteten Mandeln bestreut servieren.

TIPP

So lösen sich die Kerne leichter aus dem Granatapfel: Die ganze Frucht kneten, dann vierteln und mit einem Löffel auf die Schale klopfen, bis die Kerne herausfallen.

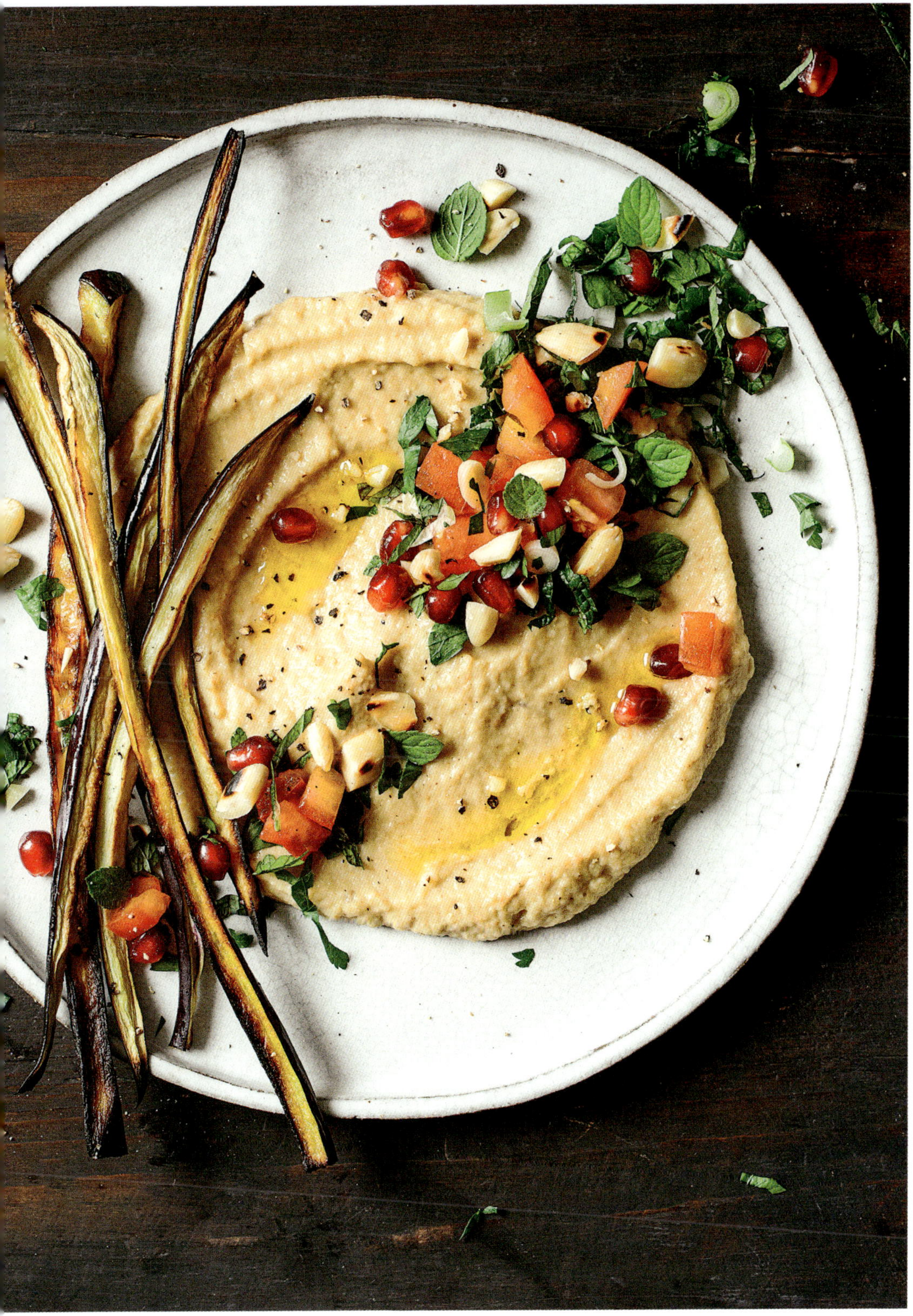

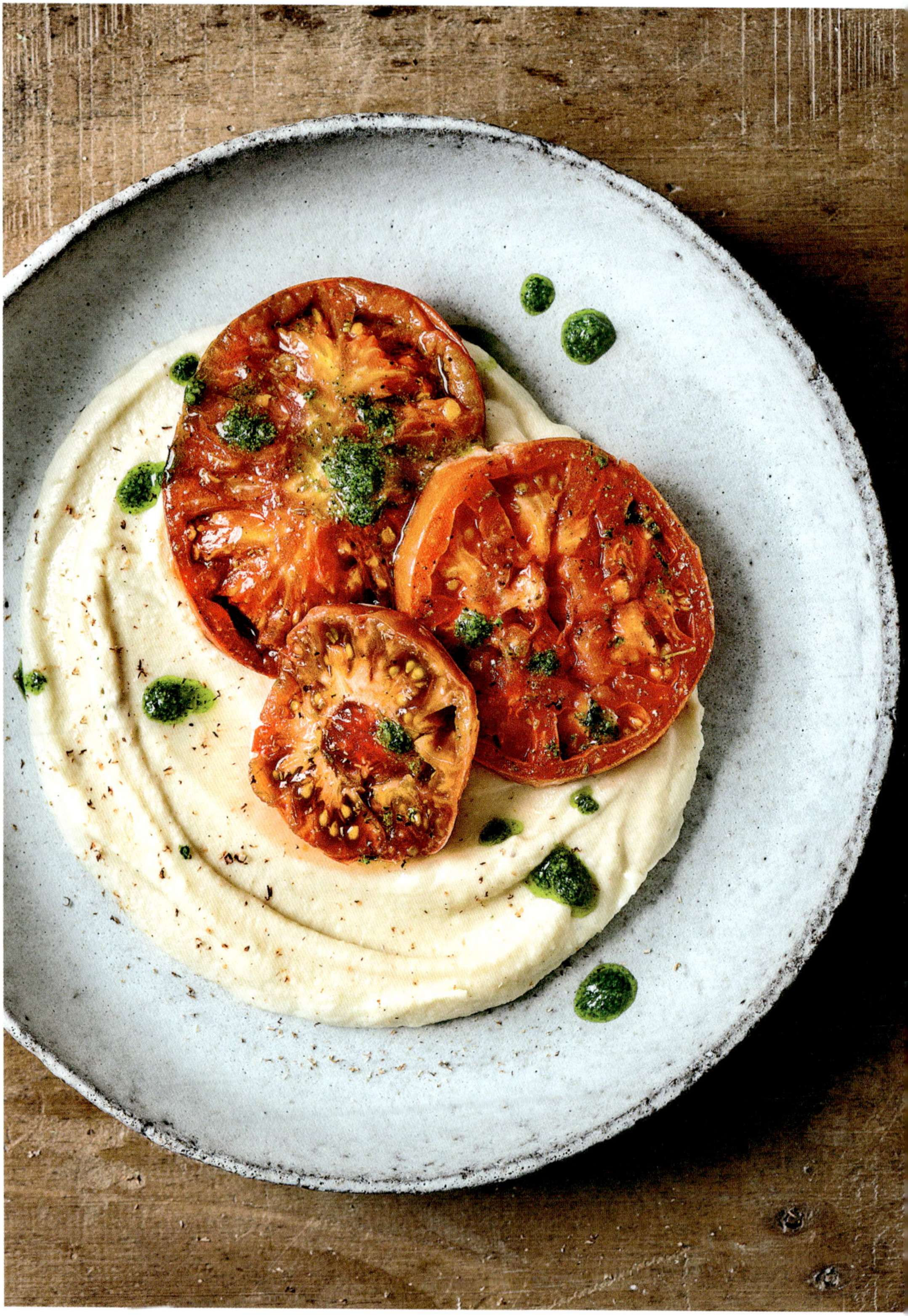

SELLERIE-TOPINAMBUR-PÜREE MIT KRÄUTERPESTO

Rezept von Georg Heinrich

Für 2 Portionen als Vorspeise/
als Hauptspeise Rezept verdoppeln

Für das Sellerie-Topinambur-Püree

150 g Knollensellerie
150 g Topinambur
200 ml Gemüsefond
30 g vegane Margarine
Salz
geriebene Muskatnuss
200 g Ochsenherztomaten
1 Zimtstange
½ TL Anissamen

Für das Kräuterpesto

50 g Sonnenblumenkerne
1 Bund gemischte Kräuter
(z. B. Petersilie, Dill, Majoran)
50 ml Leindotteröl, kalt gepresst
1 TL Hefeflocken

1. Für das Kräuterpesto die Sonnenblumenkerne in einer Pfanne ohne Fett leicht rösten und abkühlen lassen. Die Kräuter waschen, sehr gut trocken tupfen oder schleudern und dicke Stiele entfernen. Die Kräuter hacken und zusammen mit Leindotteröl und Hefeflocken im Mixer oder im Mörser zu einer cremigen Masse verarbeiten.

2. Für das Püree Sellerie und Topinambur schälen und in größere Würfel schneiden. Mit dem Gemüsefond in einen Topf geben, aufkochen und 10 Minuten bei mittlerer Hitze schwach kochen lassen. In ein Sieb abgießen und den Sud auffangen. Die Gemüsestücke in einen Mixbecher geben, wenig Gemüsesud und die Hälfte der veganen Margarine zugeben und mit dem Mixstab pürieren. Mit Salz und geriebener Muskatnuss würzen. Den Backofen auf 130 °C Ober-/Unterhitze vorheizen.

3. Die Tomaten waschen und abtrocknen. In dicke Scheiben schneiden, dabei den grünen Stielansatz entfernen. Die Tomatenscheiben mit der restlichen Margarine, Zimtstange, den leicht gestoßenen Anissamen und etwas Salz mischen und auf einem Backblech ausbreiten. Das Blech in den Ofen schieben und die Tomaten 10 Minuten garen.

4. Zum Anrichten in die Mitte jedes Tellers eine Portion Püree geben und die Ofentomaten darauflegen. Das Kräuterpesto darüberträufeln.

CAPONATA – AUBERGINENRAGOUT

Rezept von Dorothea Neumayr

TIPP
Caponata kann man heiß oder kalt essen, sie ist also auch ideal zum Mitnehmen geeignet.

Für 2 Portionen

- 1 Aubergine, Salz
- 2 reife Fleischtomaten
- 1 kleine rote Zwiebel
- 1 Knoblauchzehe (nach Belieben)
- 1 EL schwarze Oliven ohne Stein
- je 1 EL Kapern und Kapernäpfel
- 3 EL natives Olivenöl
- 1 EL Tomatenmark
- ½ EL weißer Balsamicoessig
- ½ Bund Basilikum
- 2 EL Mandelblättchen
- Pfeffer aus der Mühle

1. Aubergine waschen, würfeln und mit 1 TL Salz vermischt ziehen lassen. Tomaten heiß überbrühen, häuten und würfeln. Zwiebel und Knoblauch schälen und fein hacken. Oliven grob schneiden, Kapern und Kapernäpfel abtropfen lassen.

2. Auberginenwürfel abspülen und in Küchenpapier ausdrücken. Auberginen im Olivenöl anbraten, unter Rühren 10 Minuten weitergaren. Zwiebel und Knoblauch zugeben und weitere 3 Minuten braten. Die Tomatenstücke zugeben, weitere 2 Minuten braten.

3. Tomatenmark einrühren, kurz anrösten und mit Essig und 3 EL Wasser ablöschen. 5 Minuten kochen lassen. Oliven, Kapern und Kapernäpfel zufügen.

4. Basilikum verlesen, waschen und trocken tupfen. Mandelblättchen in einer Pfanne ohne Fett goldbraun rösten.

5. Die Caponata mit Salz und frisch gemahlenem Pfeffer abschmecken, mit Basilikumblättchen und den gerösteten Mandelblättchen bestreuen.

MANDELPOLENTA

Rezept von Dorothea Neumayr

TIPP
Pikant schmeckt die „Polenta", wenn man noch etwas geriebenen veganen Parmesan einrührt.

Für 2 Portionen

- 250 ml Gemüsebrühe
- 100 g geschälte, geriebene Mandeln
- 1 gehäufter TL Leinmehl (5 g)
- 1 Msp. geriebene Muskatnuss
- Salz, Pfeffer aus der Mühle

1. Gemüsebrühe in einem Topf erhitzen, Mandeln einrühren und 4 Minuten kochen lassen. Dabei ständig weiterrühren.

2. Den Topf vom Herd nehmen, das Leinmehl unterziehen und 2–3 Minuten warten, bis es bindet. Mit Muskatnuss, Salz und Pfeffer abschmecken.

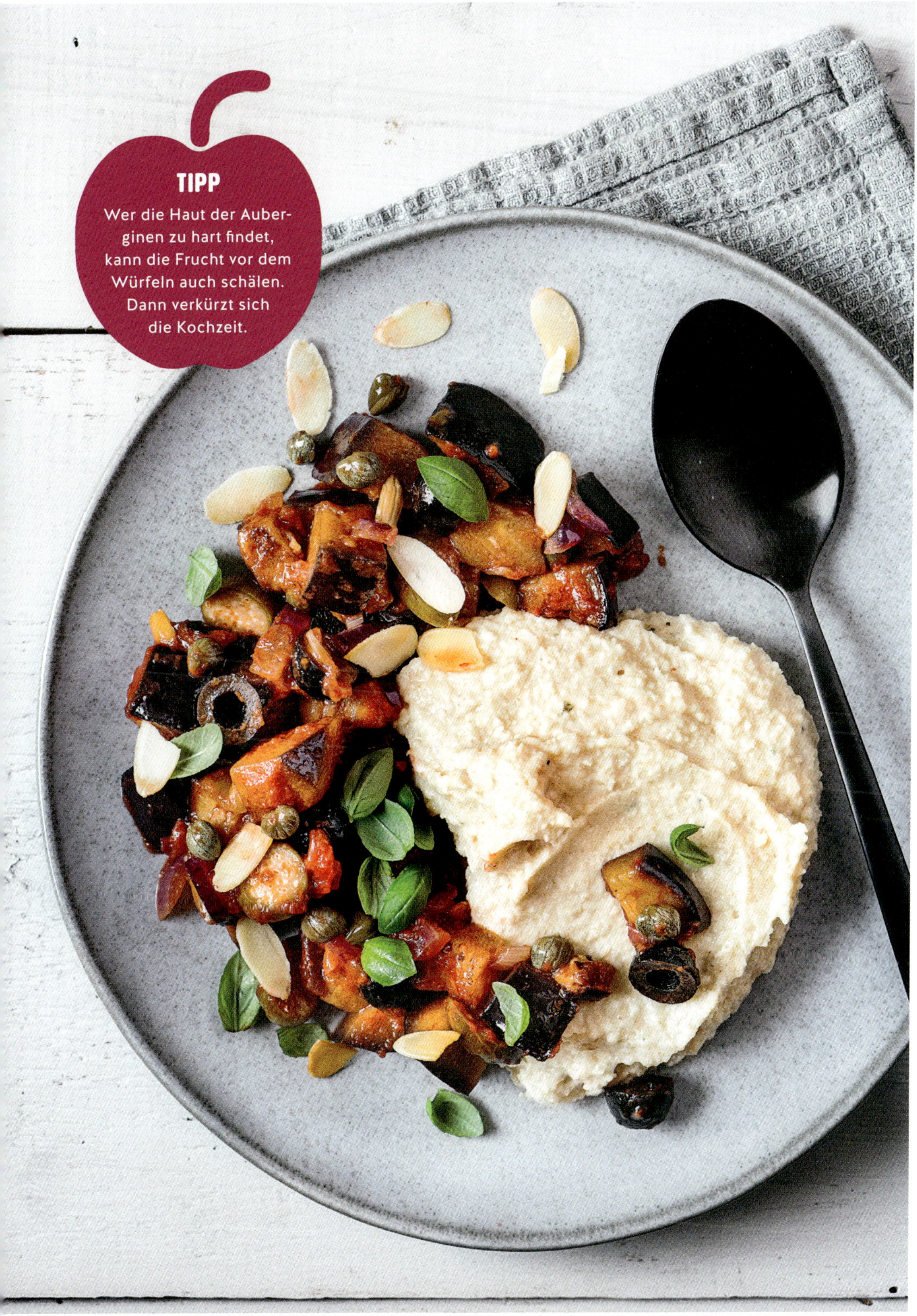

TIPP

Wer die Haut der Auberginen zu hart findet, kann die Frucht vor dem Würfeln auch schälen. Dann verkürzt sich die Kochzeit.

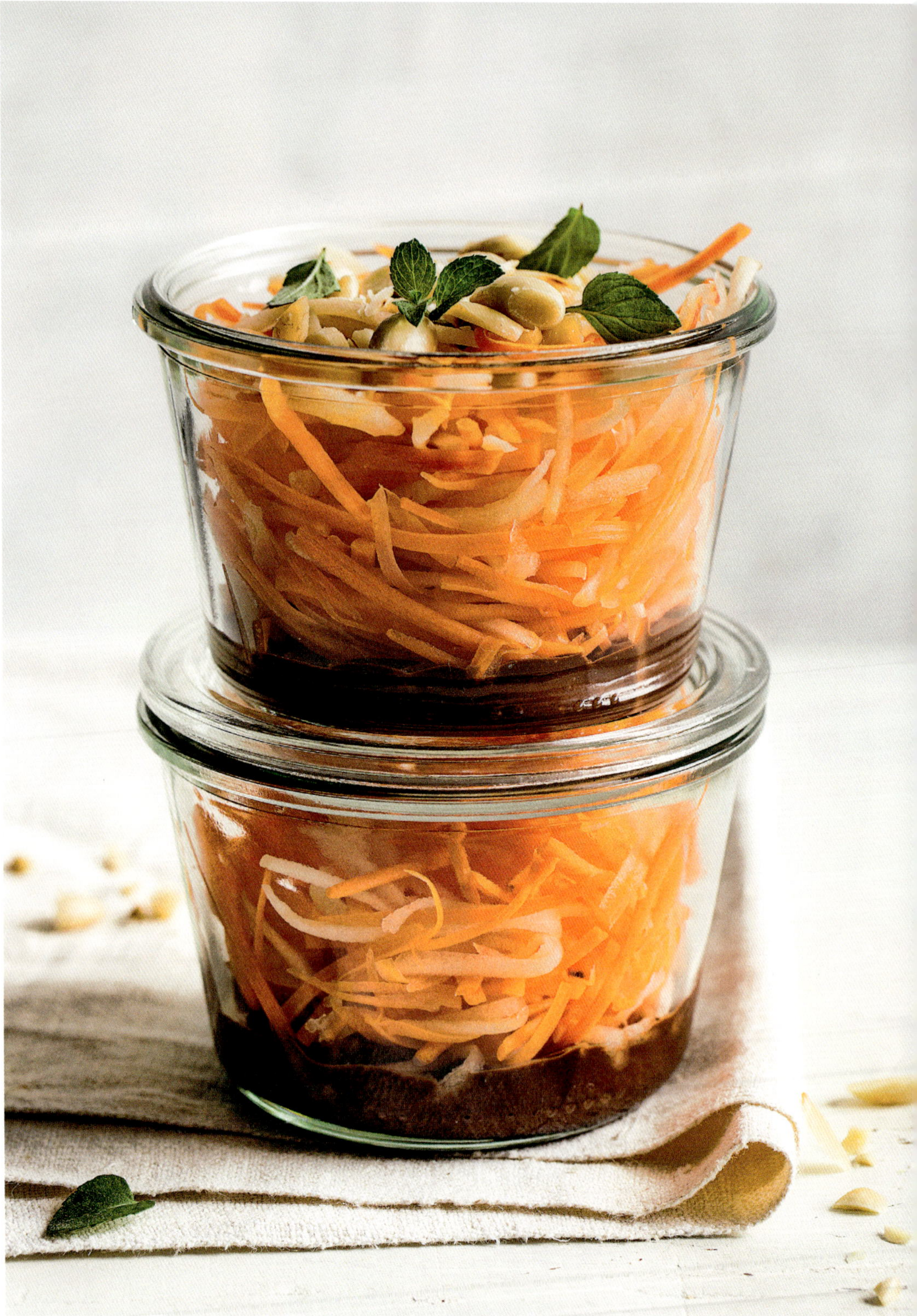

MÖHREN-APFEL-ROHKOST MIT KAKAO

Rezept von Georg Heinrich

Für 2 Portionen

70 g geschälte Mandeln
2 Möhren
2 Äpfel
2–3 Zweige frische Minze
Saft von ½ Zitrone
30 g Kakaopulver
50 ml Kokosmilch
20 ml natives Olivenöl
1 TL Eryfly (siehe Tipp Seite 75)

1. Die Mandeln in einer Pfanne ohne Fett goldbraun rösten und zum Abkühlen beiseitestellen.

2. Möhren, Äpfel und Minze waschen und abtrocknen. Die Möhren schälen und zusammen mit den Äpfeln grob raspeln, sodass von den Äpfeln nur noch das Kerngehäuse übrig bleibt. Sofort mit Zitronensaft vermischen.

3. Die Minzeblätter von den Zweigen streifen und fein hacken. Zusammen mit Kakao, Kokosmilch, Olivenöl und Eryfly zu Äpfeln und Möhren in die Schüssel geben. Alle Zutaten miteinander vermengen.

4. Zum Anrichten die Mischung in ein Glas füllen. Die gerösteten Mandeln ein wenig zerstoßen und auf dem Dessert verteilen.

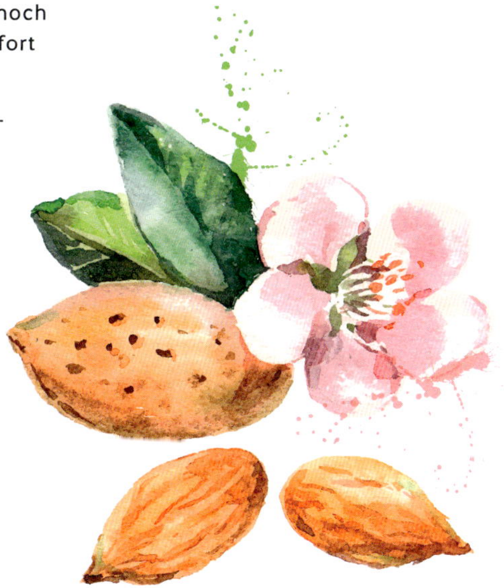

PAPAYA-LIMETTEN-CREME

Rezept von Dorothea Neumayr

Für 2 Portionen

250 g reife Papaya
1 unbehandelte Limette
200 g Sojajoghurt Vanille
50 ml Mandeldrink
1 Msp. gemahlene Vanille
1 EL Eryfly (siehe Tipp Seite 75)
½ TL Agar-Agar
2 EL Mandelblättchen

1. Papaya schälen und würfeln. Einige Würfel zum Garnieren beiseitestellen, die übrigen im Mixer fein pürieren. Limette waschen, 1 TL Schale abreiben, einige dünne Streifen aus der Schale schneiden oder mit einem Zestenreißer herausnehmen und die Limette auspressen.

2. Sojajoghurt mit dem Mandeldrink cremig rühren, Vanille, Limettensaft und abgeriebene -schale und Papayapüree einrühren. Mit Eryfly süßen.

3. Die Masse in einem kleinen Topf bei schwacher Hitze erwärmen, Agar-Agar zugeben und unter Rühren aufkochen lassen. Etwa 3 Minuten schwach kochen lassen.

4. Vom Herd ziehen und abkühlen lassen. Mindestens 1 Stunde kalt stellen. Mandelblättchen in einer Pfanne ohne Fett goldbraun rösten und abkühlen lassen. Die Creme mit Papayawürfeln, Limettenschalenstreifen und Mandelblättchen garniert servieren.

TIPP

Man kann die Creme auch im Tiefkühlfach anfrieren und dann mit einem Esslöffel Nocken ausstechen – ein erfrischendes Sommerdessert für heiße Tage!

TIPP

Eryfly süßt etwas weniger als Zucker. Je nachdem wie reif und süß die Papaya ist, die Menge von Eryfly variieren.

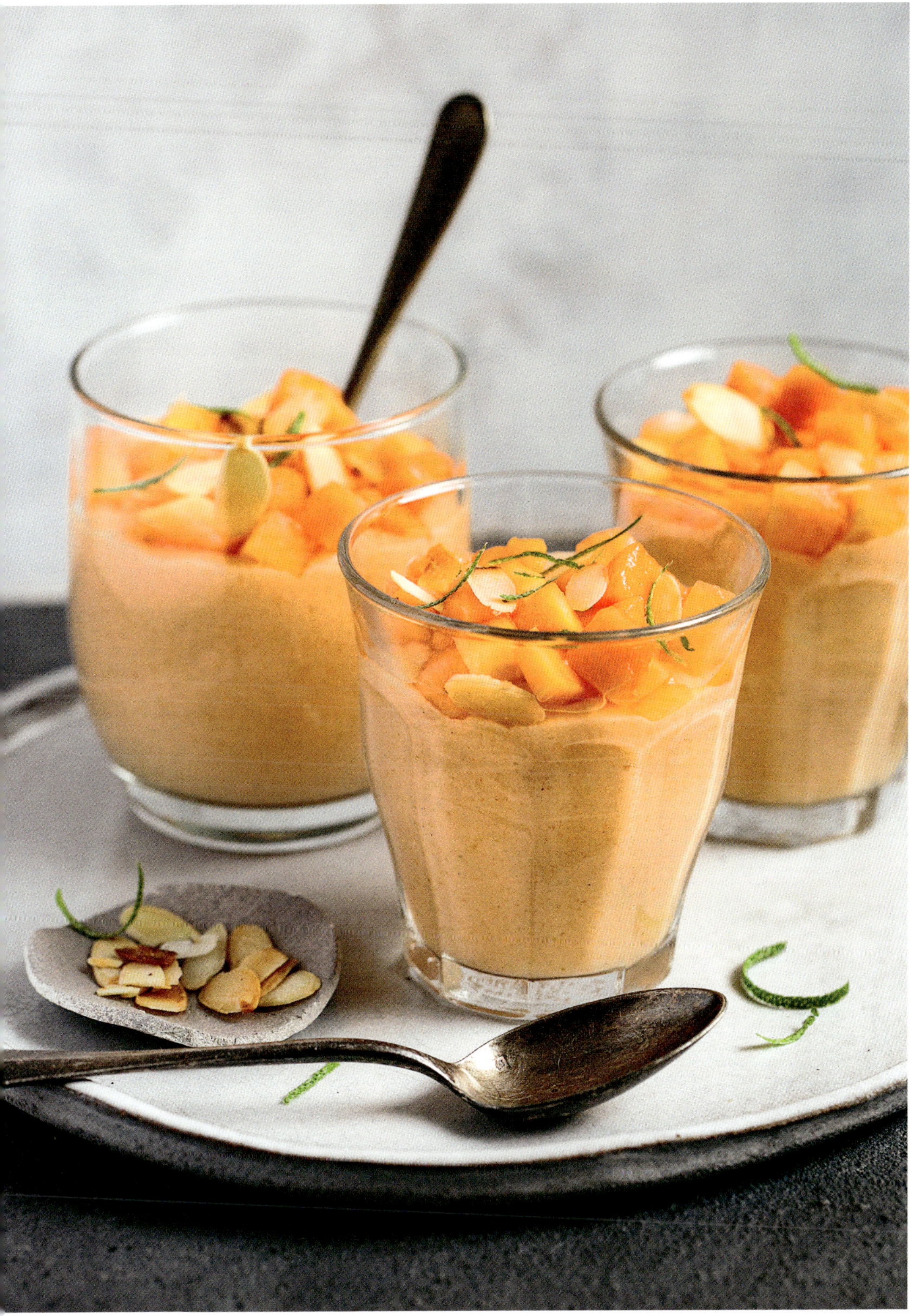

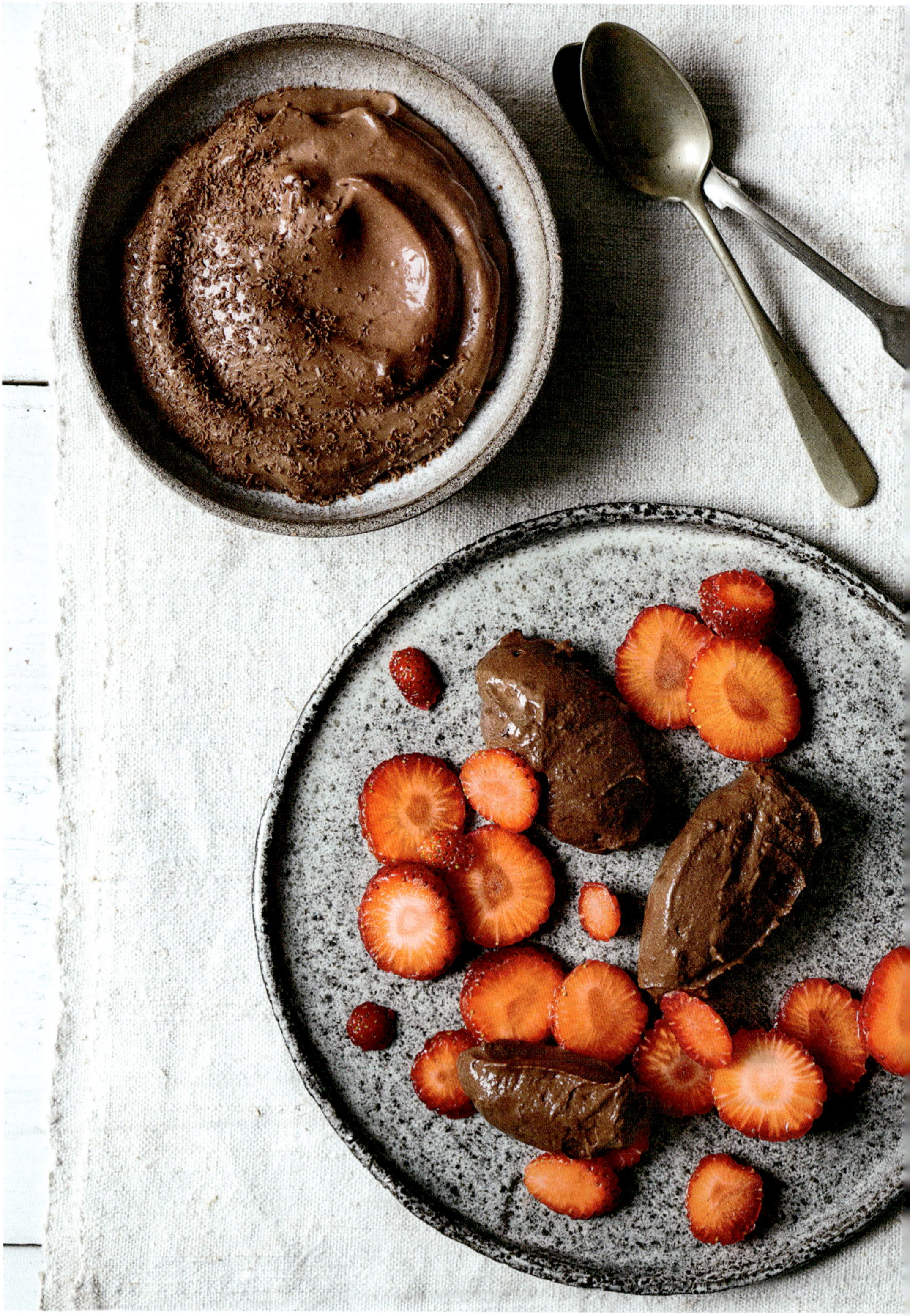

MOUSSE AU CHOCOLAT

Rezept von Dorothea Neumayr

Für 2 Portionen

1½ vollreife dunkle Avocados
1 Vanilleschote
3 EL Eryfly (siehe Tipp Seite 75)
25 g Kakaopulver
150 ml vegane Schlagcreme (am besten auf Reisbasis)

1. Avocados halbieren, den Kern entfernen und das Fruchtfleisch aus der Schale lösen. Vanilleschote längs aufschlitzen und das Mark auskratzen.

2. Avocadofruchtfleisch mit Vanillemark, Eryfly und Kakaopulver im Mixer fein pürieren. Schlagcreme aufschlagen und unter die Avocadomasse heben.

3. Die Mousse in Schälchen füllen und mindestens 3 Stunden im Kühlschrank kalt stellen.

TIPP

Mit groben Schokoladeraspeln oder gerösteten Mandelblättchen bestreuen.

TIPP

Im Sommer mit frischen Erdbeeren, im Winter mit marinierten Orangenfilets servieren.

MOUSSE NOIR

Rezept von Dorothea Neumayr

Für 2 Portionen

200 g Zartbitterschokolade (70 % Kakaogehalt)
300 g kalte Soja cuisine

1. In einem Topf etwas Wasser für ein Wasserbad zum Kochen bringen. In der Zwischenzeit die Schokolade hacken und in einer Metallschüssel über dem Wasserbad schmelzen. Die geschmolzene Schokolade aus dem Wasserbad nehmen und 5 Minuten abkühlen lassen.

2. Soja cuisine steif schlagen und mit einem Schneebesen vorsichtig unter die flüssige Schokolade heben. Die Mousse im Tiefkühlfach etwa 30 Minuten fest werden lassen. Zum Servieren mit zwei Esslöffeln Nocken ausstechen.

JOGHURT-CAPPUCCINO

Rezept von Dorothea Neumayr

Für 2 Portionen

40 g ungeschälte Mandeln
20 g Kokosflocken
2 starke Espressi (etwa 60 ml)
30 g weißes Mandelmus
1 Msp. gemahlene Vanille
1 EL Eryfly (siehe Tipp Seite 75)
400 g Sojajoghurt Vanille

1. Mandeln grob hacken und mit den Kokosflocken in einer Pfanne ohne Fett rösten. Espresso mit dem Mandelmus in einem Topf erwärmen. Vanille und Eryfly einrühren, abkühlen lassen.

2. Sojajoghurt cremig rühren und die Kaffeemischung unterziehen. In zwei große Tassen verteilen und mit dem Mandel-Kokos-Topping bestreut servieren.

EISKAFFEE

Rezept von Dorothea Neumayr

Für 2 Portionen

250 ml starker Kaffee
½ TL Kardamomsamen
70 ml Kokosmilch
150 ml Kokoswasser
1 Prise Zimtpulver

1. Kaffee zubereiten und kalt stellen. Kardamom frisch mahlen.

2. Alle Zutaten im Mixer kräftig aufschäumen und mit Eiswürfeln in Gläser geben.

TIPP

Kokoswasser in Eiswürfelbehältern einfrieren – das ergibt eine erfrischende Komponente in Drinks und Smoothies.

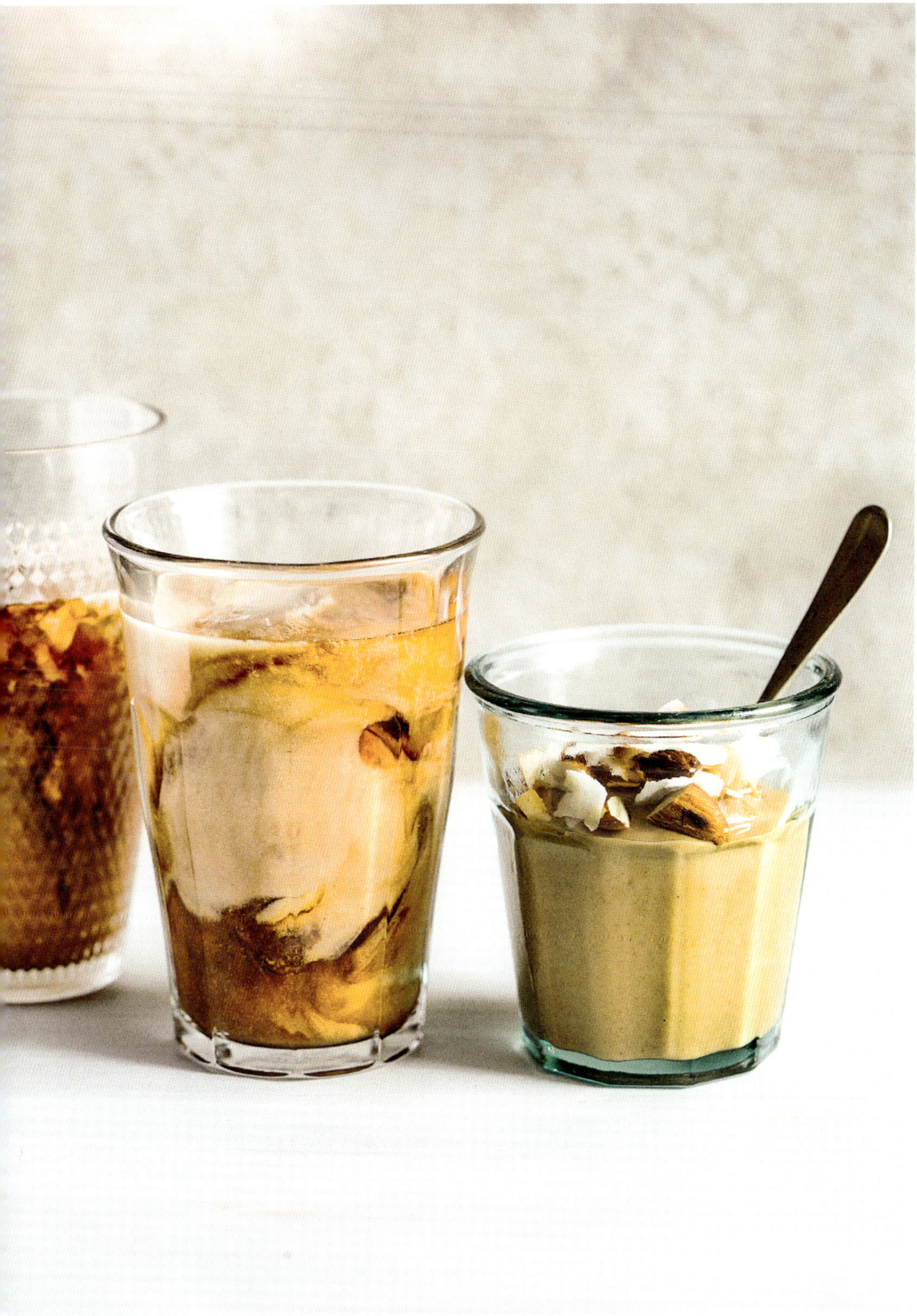

VERÖFFENTLICHUNGEN VON RUEDIGER DAHLKE

NEUERSCHEINUNGEN

2018: Die Hollywood-Therapie – was Filme über uns verraten (mit Margit Dahlke), Edition Einblick (www.heilkundeinstitut.at) • Jetzt einfach meditieren, ZS Verlag • Kurzzeit-Fasten, Südwest • Alter(n) als Geschenk, Goldmann Arkana
2017: Omega – im inneren Reichtum ankommen, (mit Veit Lindau) Goldmann Arkana • Fasten-Wandern, Droemer Knaur • Jetzt einfach Fasten, ZS Verlag • Vegan – ist das ansteckend?, Urania

GRUNDLAGENWERKE

Die Schicksalsgesetze. Spielregeln fürs Leben, 2009 • Das Schattenprinzip: Die Aussöhnung mit unserer verborgenen Seite, 2010 • Die Lebensprinzipien: Wege zu Selbsterkenntnis, Vorbeugung und Heilung (mit M. Dahlke) 2011 (alle Goldmann Arkana)

KRANKHEITSDEUTUNG UND HEILUNG

Krankheit als Symbol, Bertelsmann 2014 • Angstfrei leben, 2013 • Wenn wir gegen uns selbst kämpfen, 2015 • Die Schattenreise ins Licht: Depressionen überwinden, 2014 • Seeleninfarkt. Zwischen Burn-out und Bore-out, 2013 • Krankheit als Sprache der Seele, 2008 • Krankheit als Weg (mit T. Dethlefsen), 2000 • Frauen-Heil-Kunde (mit M. Dahlke und V. Zahn), 2003 • Krankheit als Sprache der Kinderseele, 2010 • Herz(ens)probleme, 2011 • Das Raucherbuch, 2011 (alle Goldmann Arkana) • Verdauungsprobleme (mit R. Hößl), Knaur 2001

WEITERE DEUTUNGSBÜCHER

Hör auf gegen die Wand zu laufen, Goldmann 2017 • Die Spuren der Seele (mit R. Fasel), GU 2010 • Der Körper als Spiegel der Seele, www.heilkundeinstitut.at 2009 • Die Psychologie des Geldes, 2011 • Die 4 Seiten der Medaille (mit C. Hornik), 2015 • Tiere als Spiegel der menschlichen Seele (mit I. Baumgartner), 2016 (alle Goldmann)

KRISENBEWÄLTIGUNG

Die Liste vor der Kiste, Terzium 2014 • Von der großen Verwandlung, Crotona 2011 • Lebenskrisen als Entwicklungschancen • Wenn Sex und Liebe sich wieder finden (beide Goldmann, 2017)

GESUNDHEIT UND ERNÄHRUNG

Geheimnis der Lebensenergie, 2015 • Das Lebensenergie-Kochbuch: Vegan und glutenfrei (beide Goldmann Arkana) • Peace Food – das vegane Kochbuch, 2011 • Vegan für Einsteiger, 2014 • Vegan schlank, 2015 • Peace Food – Vegano Italiano, 2014 • Peace Food – vegan einfach schnell, 2015 (alle GU) • Veganize your life (mit R. Pichler), Riemann 2015

Bewusst Fasten, Urania 2016 • Das große Buch vom Fasten, 2009 • Ganzheitliche Wege zu ansteckender Gesundheit 2011 • Das kleine Buch vom Fasten 2011 (alle www.heilkundeinstitut.at)

Wieder richtig schlafen, 2014 • Notfallapotheke für die Seele, 2009 (beide Goldmann) • Die wunderbare Heilkraft des Atmens (mit A. Neumann), Heyne 2009 • Störfelder und Kraftplätze, Crotona 2013

MEDITATION UND MANDALAS

Mandalas der Welt, Goldmann 2012 • Schwebend die Leichtigkeit des Seins erleben 2012 • Arbeitsbuch Mandala-Therapie, 2010 • Mandala-Block, 1984 (www.heilkundeinstitut.at)

Worte der Weisheit (www.heilkundeinstitut.at) • Weisheitsworte der Seele, 2012 • Die Kraft der vier Elemente (mit Bruno Blums Bildern), 2011 (beide Crotona)
Roman: Habakuck und Hibbelig – das Märchen von der Welt, Allegria 2004

AUDIOS VON RUEDIGER DAHLKE

Geführte Meditationen (CDs: www.heilkundeinstitut.at – Downloads: Arkana Audio)

Grundlagen: Das Gesetz der Polarität • Das Gesetz der Anziehung • Das Bewusstseinsfeld • Die Lebensprinzipien – 12 CD-Set • Die 4 Elemente • Elemente-Rituale • Schattenarbeit
Krankheitsbilder: Allergien • Angstfrei leben • Ärger und Wut • Depression • Die Wege des Weiblichen • Hautprobleme • Herzensprobleme • Kopfschmerzen • Krebs • Leberprobleme • Mein Idealgewicht • Niedriger Blutdruck • Rauchen • Rückenprobleme • Schlafprobleme • Sucht und Suche • Tinnitus und Gehörschäden • Verdauungsprobleme • Vom Stress zur Lebensfreude
Allgemeine Themen: Der innere Arzt • Heilungsrituale • Ganz entspannt • Tiefenentspannung • Energie-Arbeit • Entgiften – Entschlacken – Loslassen • Bewusst fasten • Den Tag beginnen • Lebenskrisen als Entwicklungschancen • Partnerbeziehungen • Schwangerschaft und Geburt • Selbstliebe • Selbstheilung • Traumreisen • Mandalas • Naturmeditation • Die Lebensaufgabe finden

Weitere geführte Meditationen und Übungen auf CD

7 Morgenmeditationen • Die Leichtigkeit des Schwebens • Die Psychologie des Geldes (Übungen) • Die Notfallapotheke für die Seele (Übungen) • Die Heilkraft des Verzeihens • Eine Reise nach innen • Erquickendes Abschalten mittags und abends • Schutzengel-Meditationen

Hörbücher – Filme

Omega • Fasten-Wandern • Körper als Spiegel der Seele • Von der großen Verwandlung • Krankheit als Weg • Die Spuren der Seele – was Hand und Fuß über uns verraten • Krankheit als Chance (alle: www.heilkundeinstitut.at)

Vorträge von R. Dahlke auf CD: erhältlich unter www.heilkundeinstitut.at (die Buchthemen und mehr)

Filme über Ruediger Dahlke: Die Schicksalsgesetze – auf der Suche nach dem Masterplan, Arenico 2014 • Unser Biogarten • Ruediger Dahlke – ein Leben für die Gesundheit

ADRESSEN

Für Informationen zu Seminaren, Ausbildungen, Trainings, Vorträgen: Heil-Kunde-Institut Graz, Oberberg 92, A-8151 Hitzendorf, Tel.: 0043 316 7198885, Fax: 0043 316 7198886, Internet: www.dahlke.at; E-Mail: info@dahlke.at

Für Psychotherapien: Heil-Kunde-Zentrum Johanniskirchen, Schornbach 22, D-84381 Johanniskirchen, Tel.: 0049 85 64-819, Fax: 0049 85 64-1429

Seminar- und Gesundheits-Zentrum TamanGa: Labitschberg 4, A-8462 Gamlitz, www.taman-ga.at, (25 Minuten vom Airport Graz): Fasten- und Fastenwander-Wochen mit Ruediger Dahlke
DaseinsZeit (veganes Leben in der Gruppe)

Webshop Ruediger Dahlke:
www.heilkundeinstitut.at
(u.a.: Eryfly, Kokusss-Öl von Naturella, Buch: Vegan kochen mit Lupine)

Internet-Community:
www.lebenswandelschule.com

Bezugsquellen für vegane Produkte:
www.naturella.at
www.veganz.de
www.govindaNatur.de
www.lebegesund.de

DER AUTOR

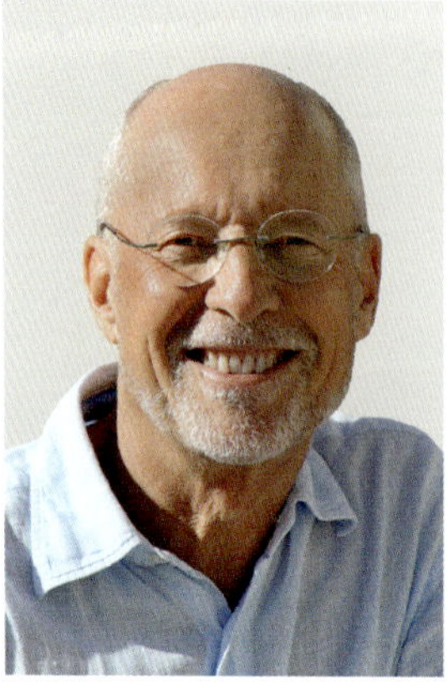

Dr. med. Ruediger Dahlke, Jahrgang 1951, arbeitet seit 40 Jahren als Arzt, Therapeut und Autor. Er leitet Seminare zum Fasten, Ausbildungen in „Integraler Medizin“, zu Bilder- und Atemtherapie, online über die Lebenswandelschule.com. Mit seinen Büchern zur Krankheitsbilder-Deutung von „Krankheit als Weg“ bis „Krankheit als Symbol“ hat er eine ganzheitliche Psychosomatik begründet, die seit 30 Jahren zunehmend Anhänger findet. Er hält Vorträge und gibt Fortbildungen, auch für Firmen und die deutsche Ärztekammer. Seine Bücher, die weit über die gängige Psychosomatik hinausgehen, liegen in 28 Sprachen (www.dahlke.at) vor und haben Brücken zwischen Schulmedizin und Naturheilkunde, zwischen Religion und spiritueller Philosophie gebaut. Auf der Grundlage der Buch-Trilogie „Die Schicksalsgesetze“, „Das Schattenprinzip“ und „Lebensprinzipien“ hat er ein Krankheitsverständnis begründet, das die Seele nicht nur ernst nimmt, sondern ihre führende Rolle anerkennt. Darüber hinaus spiegelt sich sein Engagement für ein „Feld ansteckender Gesundheit“ in Büchern wie „Peace Food“, „Peace Food - Das vegane Kochbuch“, „Peace Food - Vegano Italiano“, „Peace Food - Vegan einfach schnell“, „Vegan schlank“, „Veganize your life“ und „Das Geheimnis der Lebensenergie“.

DIE REZEPTAUTOREN

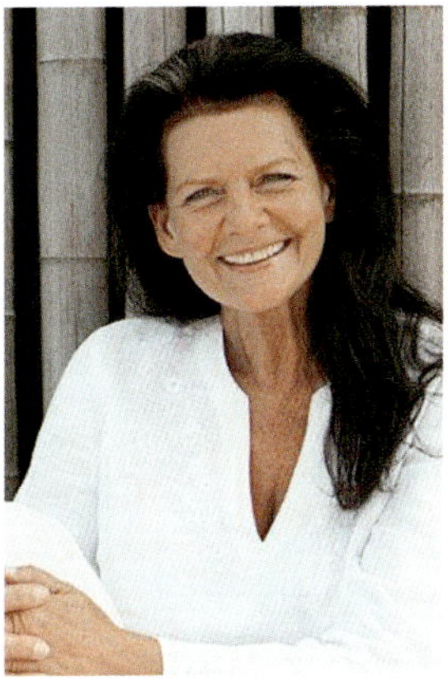

Dorothea Neumayr wurde als eine von drei Privatpersonen in Österreich vom Gault Millau zur Haubenköchin ausgezeichnet. Sie ist Beraterin für ganzheitliche Psychosomatik und Archetypische Medizin, Buchautorin und Trainerin, gibt Seminare und Workshops, die auf Gesundheitsvorsorge, Stressbewältigung und Ernährung ausgerichtet sind, leitet Fastenseminare und Kochkurse. Außerdem ist sie als Wasser- und Atemtherapeutin tätig. Veröffentlichungen: Fasten ABC, Nymphenburger 2009, Co-Autorin von Ruediger Dahlke in: Richtig Essen, Knaur 2006; Vom Essen, Trinken und Leben, Haug 2007; Sinnlich fasten, Nymphenburger 2010; Essensglück, Schirner 2010; Peace Food, GU 2011; Peace Food - Das vegane Kochbuch, GU 2013; Peace Food - Vegano Italiano, GU 2014; Vegan für Einsteiger, GU 2014; Vegan schlank, GU 2015; Peace Food - Vegan einfach schnell, GU 2015; Das Lebensenergiekochbuch, Arkana 2016; Jetzt einfach fasten, ZS Verlag 2017.
www.dorothea-neumayr.com

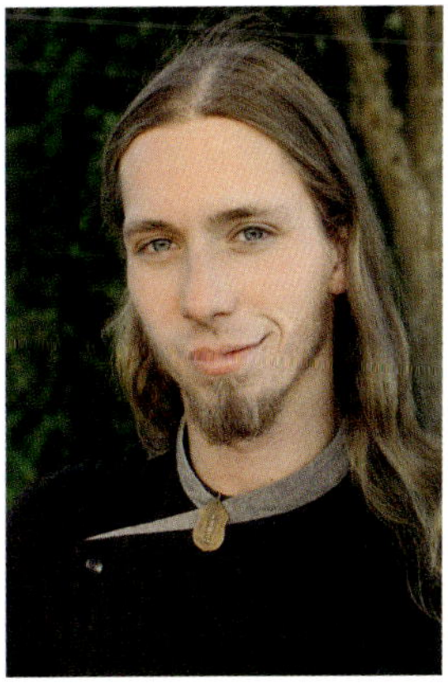

Georg Heinrich entdeckte vor über einem Jahrzehnt seine Liebe zum Kochen und ließ sich in einem der führenden Restaurants in Chemnitz zum Koch ausbilden. Später veranstaltete er dort auch Kochevents und -kurse. Seit über vier Jahren lebt er selbst vegan. Georg Heinrich ist mindestens einmal jährlich im Seminarzentrum TamanGa in der Steiermark anzutreffen, wo er seine beliebten Kochkurse gibt und seine Leidenschaft für vollwertige Pflanzenkost vermittelt. Auf Reisen rund um den Globus holt er sich immer wieder neue Anregungen. Er lebt, arbeitet und kocht auf einem gemeinschaftlich bewirtschafteten Demeterhof.

SACHREGISTER

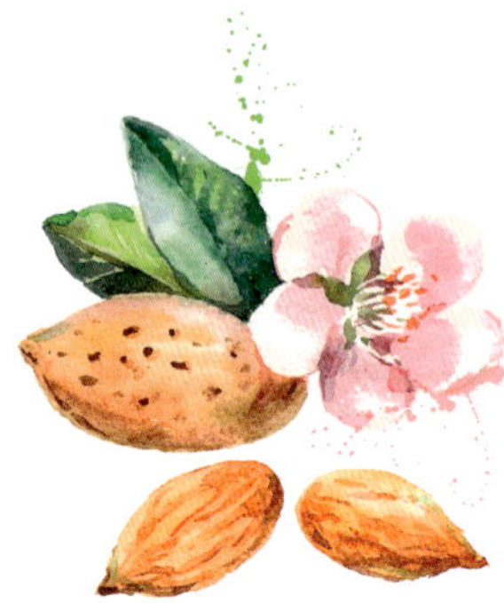

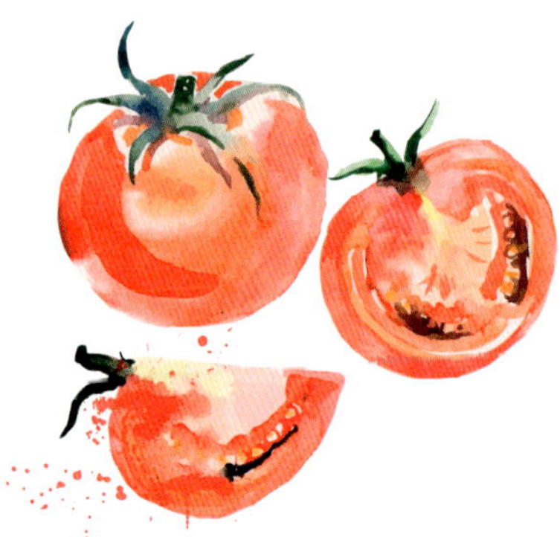

REZEPTREGISTER

IMPRESSUM

ISBN: 978-3-8338-6393-6

Projektleitung: Claudia Bruckmann, Claudia Döschner
Redaktion und Lektorat: Dorothea Steinbacher
Korrektorat: Petra Bachmann
Foodfotografie: Marina Jerkovic
Coverentwurf: Angelika Silber
Umschlaggestaltung und Innenlayout:
Martina Baldauf, herzblut02
Illustrationen: © Vector State
Satz: Nadine Thiel, kreativsatz, Baldham
Herstellung: Markus Plötz
Druck und Bindung: Dimograf, Polen

10. Auflage 2025
www.graefeundunzer-verlag.de

www.facebook.com/gu.verlag